肩こり・腰痛・膝痛がたちまち消える!

筋膜リセット

磯崎文雄 Fumio Isozaki

青春出版社

はじめに――

肩こり、腰痛、膝痛――。これらは、いまや「国民病」といえるほど悩まされている人が多い症状です。この本を手にとってくださったあなたも、ひどい肩こりや、腰や膝の長引く痛みに苦しんでいるひとりなのでしょう。

肩こり、腰痛、膝痛はどれも、とにかく治りにくい点で共通しています。

さまざまな治療を受けてもなお、痛みやコリをとり除くことができず、「この肩こりとは、一生付き合うしかない」と、痛みやコリの解消をあきらめてしまった方もいるでしょう。

「体の痛みやコリをとる」というと、筋肉をもんだりほぐしたり、ストレッチを行ったりと筋肉に対するケアを重要視しがちですが、実は筋肉だけに焦点をあてた方法では、体の痛みやコリはなくならないことが多いのです。

慢性的な体の痛みやコリをとり除きたければ、「筋膜《きんまく》」という部位に注目したケアを行うことが必要です。

筋膜とは筋肉や骨、内臓など、体の構成要素を包み、それぞれの器官をつなげている薄い膜のような組織のことを指します。筋肉や骨などが体のあるべき位置に収まり、きちんと機能しているのも筋膜あってのこと。筋膜がなければ、私たちの体は成り立たないといえるでしょう。

体の中で重要な役割を果たす筋膜には、シワができやすく、ゆがみやすいという特徴があります。悪い姿勢や日常の小さなクセなどによって、筋膜にゆがみが生じると、筋膜に包まれている筋肉の動きが制限され、痛みやコリが発生するのです。

いくら筋肉をほぐしても筋膜にゆがみがあれば、筋肉はすぐに硬くなり、痛みやコリもぶり返します。筋膜のゆがみをとることが、痛みやコリの解消には欠かせないのです。

私は約30年以上にわたり、日本人の体の特徴に合った筋膜マッサージ法を研究してきました。これまでに約8万人以上の方々が、私の生み出したマッサージ「筋膜リセット」を体験してくださり、体の痛みやコリを緩和・解消しています。

本書では、２０１２年3月に出版した『「筋膜マッサージ」でつらい腰痛が消えた！』（小社刊）で大好評をいただいた腰痛対策マッサージに加え、肩こり、膝痛を緩和・解消するためのマッサージ法もご紹介します。筋膜のゆがみをとり除き、あきらめていた慢性的な痛みやコリと、今度こそ、きれいさっぱりおさらばしましょう。

肩こり・腰痛・膝痛が
たちまち消える！

筋膜リセット 目次

第4章 実践！ 筋膜リセット

編集協力／横田 緑
カバーイラスト／Ｈａｍａ－Ｈｏｕｓｅ
本文イラスト／庄司 猛
本文デザイン・ＤＴＰ／オレンジバード

第1章

痛みやコリの原因は「筋膜のゆがみ」にある!

しっかり筋肉をほぐしても、痛みがぶり返してしまう理由

しぶとく続く肩こりや腰痛、なかなか治らない膝の痛み……。長期間にわたって続くつらい体の痛みやコリと闘っている方が、近年ますます増えています。

本書を手にとってくださった方の中にも、痛みを緩和するためにマッサージや整体などに頻繁《ひんぱん》に通っている方は少なくないでしょう。しかし、肩こりや腰痛などの体の痛みはガンコなもの。もんでもほぐしても、ラクになるのはほんのいっときだけで、痛みはすぐにぶり返してくることが大半です。整形外科で治療を試みても、レントゲンを撮られて「加齢が原因ですね」などと言われ、湿布薬を渡されるだけというケースも少なくありません。

さまざまな治療法を試しても、痛みやコリを治せないのはなぜなのでしょう。

それは、痛みやコリの奥にある根本的な原因を見落としたまま、痛みやコリのある肩、腰、膝の筋肉や骨だけに働きかける対症療法しか行っていないからです。根本的な原因にアプローチして、その原因をとり除く治療を行えば、肩こりも腰痛も膝痛もそのほとんどが完治

していくでしょう。

では、根本的な原因は一体どこにあるのでしょうか。肩こりや腰痛があるとき、そこにさわると、硬く張ったような感触、「コリ」を感じることができるでしょう。コリは肩や腰の痛みのいわば発生源。悪い姿勢や運動不足、ストレスなどによって筋肉が緊張しすぎて、ゆるまなくなり「拘縮《こうしゅく》」した状態がコリといわれます。そのため、痛みの原因は、こっている筋肉そのものにあると長く考えられてきました。

けれど、そもそも筋肉が硬く固まってしまうのには大本の原因があるのです。それが「筋膜」と呼ばれる部分のゆがみや癒着《ゆちゃく》。筋膜とは筋肉を包んでいる膜のことを指します。鶏肉の皮と身の間に透明の薄い膜がありますが、あれが筋膜です。筋膜は不自然な姿勢で長時間過ごすと、シワが寄ったり、ねじれたり、厚くなったりして、やがて筋肉や近くにある他の筋膜に癒着してしまいます。筋膜の癒着は筋肉の動きを制限するので、さらに筋肉は拘縮します。拘縮した筋肉が血管を圧迫して血流を阻害するために、痛みやコリが発生するのです。

筋肉をほぐしても、それを包んでいる筋膜のゆがみや癒着をそのままにしていたら、筋肉は圧迫され続け、遅かれ早かれ緊張してきます。筋膜のゆがみや癒着をとらない限りは、筋膜に包まれた筋肉をほぐすことはできず、痛みやコリを緩和することもできないのです。

体を支える第二の骨格「筋膜」って？

肩こりや腰痛、膝痛のそもそもの原因となる筋膜とは、一体どのようなものなのでしょう。その主成分はコラーゲン線維です。他にも弾力線維などを含み、筋肉をぴったりと覆うように包み込んでいます。さらに筋膜は、筋肉以外にも骨、内臓、血管、神経、靭帯《じんたい》、腱《けん》など、体の構成要素のほとんどを包んでいるのです。

この筋膜があるおかげで、私たちは現在の体の状態を維持し、さらにスムーズに体を動かすことができます。

筋肉というと1つの塊《かたまり》のように思いがちですが、実は筋肉は微細な筋線維が何十万本と集まってできています。まず、最も細い筋線維「筋細線維」がいくつかに束ねられた状態で、「筋内膜」という筋膜に包まれます。これが、筋線維といわれるものです。筋線維がさらに大きな束をつくり、その束も「筋周膜」という筋膜に包まれます。筋周膜に包まれた束がいくつか集まって、さらに大きな束をつくり「筋上膜」という筋膜に包まれます。この大きな

筋肉の構造

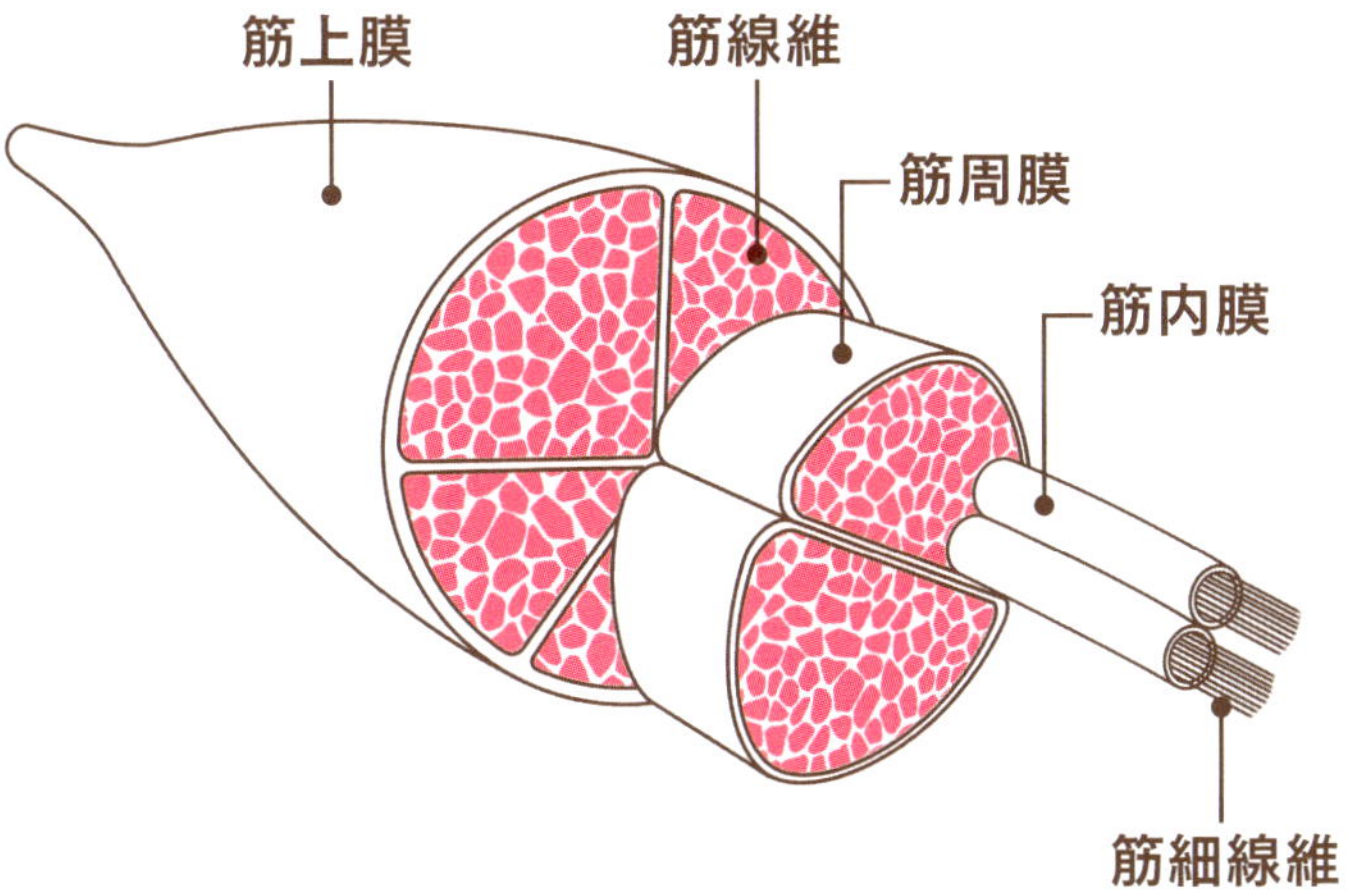

筋線維の束が1つの筋肉なのです。もし筋膜に包まれなければ、筋線維はバラバラのまま。筋肉の体《てい》を成しませんし、機能もしません。

さらに筋膜は包むだけでなく、「つなぐ」という役割も担っています。筋膜の主成分であるコラーゲンは体の中の接着剤として、筋肉を骨に、皮膚を筋肉や脂肪に、というようにそれぞれの組織や器官をくっつけて、つないでいます。全身の組織や器官がすべてあるべき位置にあるべき姿で収まって、きちんと機能しているのも筋膜がそれぞれの器官を包んで、つないでいるおかげなのです。筋膜は「第二の骨格」とも呼ばれています。筋肉や関節がスムーズに動くのも筋膜があるからこそなのです。

ただ座っているだけでも、筋膜はゆがんでいく！

筋肉や骨、血管、神経など、全身のあらゆるものを包み、つなげている筋膜。さまざまな動きをする骨や筋肉、内臓などの体の各臓器をしっかりと包み込む筋膜には、しなやかな柔軟性があります。しかし、その柔軟性があるからこそ「変形してしまう」という一面も持っているのです。

ただ座っていただけなのに、肩がこったということはよくあるでしょう。長い間同じ姿勢でいるだけでも、その姿勢をキープするために首や背中や腰などに負担がかかっています。さらにデスクワークの多い方の場合は、悪い姿勢で座ったまま長時間の作業を強いられることも多々あります。たとえば、パソコンを打っているときは、背中を丸くして前屈《かが》みになり、首を前に突き出して、肩を上げるような悪い姿勢になりやすくなります。この姿勢では、背中も首も肩も強く緊張しており、筋膜にも大きな負担がかかります。

悪い姿勢と筋膜との関係は、ネットで巻かれたハムを想像していただくと、わかりやすいかもしれません。筋肉をハムとしたら、ネットが筋膜。まっすぐなハムをねじれば、その外側のネットも一緒になってねじれます。ねじれた部分はネットの網目が狭まって、シワが寄ったりひきつれたりします。

同様のことが体の中でも起こっているのです。はじめのうちは、デスクワークを終わらせて、背中や首や肩の力を抜いて元の姿勢に戻せば、筋膜のねじれやシワやひきつれなども消えていきます。しかし、何度も何度も同じことを繰り返すうちに、筋膜にはねじれやシワやゆがみなどが刻み込まれ、消えなくなってしまうのです。

このような変形がひどくなると、筋膜は包んでいる筋肉や接している他の筋膜にくっついて癒着します。筋膜に癒着が起きると、筋肉の動きが制限されて、血行不良を起こし、痛みやコリの原因になるわけですが、筋膜の癒着はそれだけでなく、骨格のゆがみをも引き起こします。癒着し、ゆがんだ筋膜が筋肉を不自然な方向へ引っ張り続けるため、筋肉についている骨の位置も少しずつずれて、骨格までもゆがみ、崩れてくるのです。

悪い姿勢は筋膜をゆがめ、癒着を起こさせ、肩こりや腰痛などを引き起こす「諸悪の根源」。肩こりや腰痛は、悪い姿勢などの日々の悪習慣によって酷使され、変形させられた筋膜の悲鳴なのです。

筋膜の癒着が、全身の血流を悪化させる

筋膜をゆがめ、癒着を引き起こす最大の原因は、悪い姿勢です。けれど、背中を丸めたまま長時間、パソコンに向かうといった「わかりやすい」ものだけが、筋膜をゆがめているわけではありません。日々のちょっとした小さな「クセ」によっても筋膜の変形はもたらされます。

誰にでも姿勢のゆがみが多少はありますし、筋肉も左右同じように使っているわけではなく、どちらかを偏って使っているはずです。たとえば、いつも同じ足を上にして足を組む、バッグを常に同じ側に持つ、同じ側の奥歯でばかり噛む、同じ側の足にばかり体重をかけて立つ、といった小さなクセがそれにあたります。

小さなクセであっても1年365日毎日続き、それが何年、何十年ともなれば、特定の部分にかかる負担は蓄積されて膨大なものとなります。当然その部分の筋膜はゆがみ、よじれ、シワが寄って、癒着を起こすことになります。

筋膜が癒着すると、筋肉を圧迫してその動きが制限されます。動かなくなった筋肉はその部分を通っている血管を圧迫し、血流を悪化させます。栄養と酸素を送り届けているのが血液です。その血液の流れが滞れば、そこの筋肉は栄養不足と酸欠状態に陥ってしまいます。その結果、筋細胞の新陳代謝が低下し、新しい筋細胞が生まれづらくなって筋肉は柔軟さを失い、ますます硬く緊張してしまいます。そのことで、血管がさらに圧迫され、筋肉は拘縮の度を増すという、悪循環に陥ってしまうのです。

それだけではありません。血流が阻害されれば、老廃物や疲労物質も排出されにくくなって、筋肉に蓄積されます。こうして蓄積された老廃物や疲労物質の塊がコリとして感じられるわけです。そして、老廃物や疲労物質の量が限度を超えると、それらは筋肉の外へしみ出していき、それが神経を刺激して痛みを引き起こすことになるのです。

このように、誰にでもある小さなクセの積み重ねでも筋膜のゆがみや癒着は起こり、それによって肩こりや腰痛、膝痛などが生まれるのです。今ある痛みやコリを改善するためにはもちろん、まだ痛みやコリがない場合であっても、こまめに筋膜のケアを行って、その状態を元の姿に戻すことが、痛みやコリに悩むことのない体を維持していくために欠かせないことだといえるでしょう。

「深在筋膜」にアプローチしなければ、痛みもコリもなくならない！

肩こりや腰痛、膝痛の大本の原因は、筋肉を包む筋膜のゆがみや癒着です。痛みやコリを治すには、ゆがんでしまった筋膜の癒着をほぐすしかありません。それも、体の深い部分に存在する「深在《しんざい》筋膜」の癒着を優先してとる必要があります。

筋膜は大きく2種類に分けられます。皮下脂肪の間にあり、その近くの筋肉を包んでいる「皮下筋膜」と、それよりも深い部分の「インナーマッスル」といわれる筋肉を包んでいる「深在筋膜」です。

皮下筋膜が包んでいる浅い部分の筋肉は「表層筋」といわれ、背中に広がる僧帽筋《そうぼうきん》や、太もも前面にある大腿四頭筋《だいたいしとうきん》といった、皮膚に近い部分にある比較的大きな筋肉たちを指します。一方の深在筋膜が包んでいるのがインナーマッスルです。インナーマッスルは表層筋よりも小さく、何層かに重なり合って体の深部の骨や靭帯などを支えています。深在筋膜は、これら重なり合っている筋肉の1つひとつがスムーズに動けるように、それぞれの筋肉を包んでいます。

同じように筋肉を包んでいる皮下筋膜と深在筋膜ですが、その違いは包む筋肉の種類だけではありません。構成している成分の割合も異なります。皮下筋膜のほうはコラーゲンの割合が少ないため、伸縮性があって変形しやすいのに対して、深在筋膜のほうは、コラーゲンを多く含み、組織が密に構成されているので伸縮性が少なく、比較的変形しにくいという違いもあるのです。

それでは、なぜ肩こりや腰痛、膝痛の治療のためには深在筋膜への優先的なアプローチが必要なのでしょうか。そこには、私たちをとり巻く環境の変化と深在筋膜の特徴が大きく関わっています。

機械化が進んだ現代では、何をするにも体を動かすことが少なくなり、手先を使った細かな作業をすることが多くなりました。代表的なのが、パソコンを使ったデスクワークです。指先を動かす細かな作業で主に使われるのは、実はインナーマッスル。重い物を持ち上げるときに使うような表層筋に対して、何層にも重なり合って体の各所に存在するインナーマッスルは、複雑で細かい動きをするときに筋肉を連係させて動かす役割をしています。そのため、現代人はインナーマッスルを酷使しており、その部分を包む深在筋膜がゆがみ、癒着しやすくなっているのです。

さらに、深在筋膜には伸縮性が少なくて変形しにくい反面、一度変形するとなかなか元に戻らないという特徴もあります。それだけに、深在筋膜のゆがみや癒着は、皮下筋膜のものよりも深刻になりがちです。

そのため、深在筋膜の癒着を優先してとり除く必要があるのです。

農業や漁業などの肉体労働が主な仕事であった時代であれば、酷使されるのは、大きな表層筋のほうでした。鍬《くわ》を振るったり、走ったりするときにそれらの筋肉を主に使っていたからです。そのため、肉体労働をよくしていた昔の人たちは、表層筋を包む皮下筋膜のほうが深在筋膜よりもゆがみ、癒着していました。

けれど、ほとんど体を動かさず、座ったままでパソコンに何時間も向かって、指先を動かし続けなければならない現代人は、表層筋を使わず、肩や腰、膝など体中のインナーマッスルばかりを酷使して、それらの筋肉を包む深在筋膜を変形させています。この深在筋膜のゆがみや癒着こそが肩こりや腰痛、膝痛の大本の原因。これらをとる以外につらい痛みやコリを解消する方法はないのです。

日本人の体に合った筋膜マッサージ「筋膜リセット」

本書でこれからご紹介するのは筋膜に働きかけ、そのゆがみと癒着をリセットする筋膜マッサージ。このマッサージ法を30年以上続けている私ですが、実は、私自身も筋膜マッサージで、腰痛を治したひとりなのです。

１９３０年代、ニューヨーク出身の女性生化学者、アイダ・ロルフ博士が筋膜へのアプローチを中心とした療法を開発しました。のちに、筋膜マッサージを含めたその療法は、博士の名前にちなんで「ロルフィング」と呼ばれるようになり、アメリカだけでなく英国でも話題を呼んで、多くの信奉者を得ました。

私が筋膜マッサージと出合ったのは１９８０年代、腰痛の根本的な治療法を探してアメリカに治療師の勉強に行ったときのことでした。初めてロルフィングを受けたときの痛かったこと！ 大の男が悲鳴を上げ続けたほどで、すっかり怖気づいて帰国したのですが、それでも筋膜に着目したロルフ博士の理論の斬新《ざんしん》さが忘れられなかったのです。そこで、鍼《はり》の勉強のために日本に訪れていたアメリカ人のロルフィング専門家の元で1年間、筋膜マッサージの基礎からみっちり勉強しなおしました。

その1年間で、筋膜マッサージのすばらしさを知り、さらに、自身の腰痛も筋膜マッサージによって克服することができたのですが、それと同時に西洋人のために開発された筋膜マッサージでは日本人に合わないこともまた、確信したのです。

日本人の筋肉は西洋人の筋肉に比べて、華奢《きゃしゃ》にできています。筋肉をつくっている最小の単位である筋細線維の太さには1000分の1ミリから1000分の2ミリまでの幅があります。仮に日本人の筋細線維が1000分の1ミリで、西洋人のそれが日本人の2倍の1000分の2ミリだとしましょう。これだけ見るとわずかな違いに思えますが、これが何十万本と集まって1つの筋肉ができるわけですから、筋肉自体の差は大変なものになります。

さらに、西洋人は体の浅い部分に存在する表層筋が特に大きくて、すばらしく弾力に富んでいますが、日本人の表層筋は小さくて、弾力がなく、筋張っています。ロルフィングは、西洋人の大きくて弾力性に富んだ表層筋と、それを包む皮下筋膜に効かせるために開発されたものです。表層筋が小さくて、筋張っている日本人には向きません。本格的にやろうとするとあまりに痛みが激しくて、治療が続けられないことも多いのです。

問題は痛みだけではありません。表層筋は外からの刺激を吸収することで、奥のインナーマッスルの負担を軽減する働きもしています。したがって、西洋人のインナーマッスルは、大きくて、弾力性のある表層筋にしっかりと守られていて、深在筋膜もゆがみづらく、癒着することも日本人に比べれば多くありません。ところが、日本人の筋張った小さな表層筋ではインナーマッスルや深在筋膜を十分に守れません。そのため、日本人は深在筋膜がねじれやすく、癒着しやすいのです。

つまり、痛すぎず気持ちよさを感じられ、かつ、癒着しやすい深在筋膜にも効かせられるマッサージこそが日本人の肉体に適した方法なのです。

これから本書でご紹介する筋膜マッサージ「筋膜リセット」では、皮下筋膜の癒着だけでなく、深在筋膜の癒着もとることができます。このマッサージはまさに日本人の肉体のためのマッサージ法だといえるでしょう。昔とは違って、現代では指先を細かく使うことが多く、深在筋膜をより酷使する生活を強いられる機会が増えています。日本人であり、かつ、手先を使って細かな作業をすることが多い現代人が必要としているのは、深在筋膜へアプローチし、深在筋膜のゆがみと癒着をリセットする方法なのです。

「押しながら動かす」から、ゆがみも癒着もリセットできる！

本書でご紹介するのは、深在筋膜のゆがみや癒着をとることができるマッサージ「筋膜リセット」です。

筋膜リセットの最大の特徴は、筋肉を部分的に押しながら、腕や脚などを動かすこと。押しながら動かすことが、筋膜の癒着をはがし、元の状態に戻すのに大きな効果を発揮します。

通常のマッサージでは外側から一方向に押したり、もんだりするのが普通です。血流や筋肉に働きかけるマッサージであればこれでいいのですが、筋膜の癒着をとるにはこれでは効きません。この方法では、筋膜は筋肉と一体になって外側から押されるだけだからです。筋膜の癒着がある部分を押してその部分の筋膜を上からロックしたような状態で、筋肉を動かすことで、筋肉と筋膜はそれぞれの動きを分断されて、筋肉は筋膜の「間」をスライドするわけです。これまで筋膜にくっついてしまっていた筋肉が筋膜の間をスライドするように動くことで、筋膜の癒着がとれ、ゆがみを解消することができるのです。

筋膜リセットで、筋肉と筋膜の癒着がとれるメカニズム

筋膜が筋肉に癒着している状態

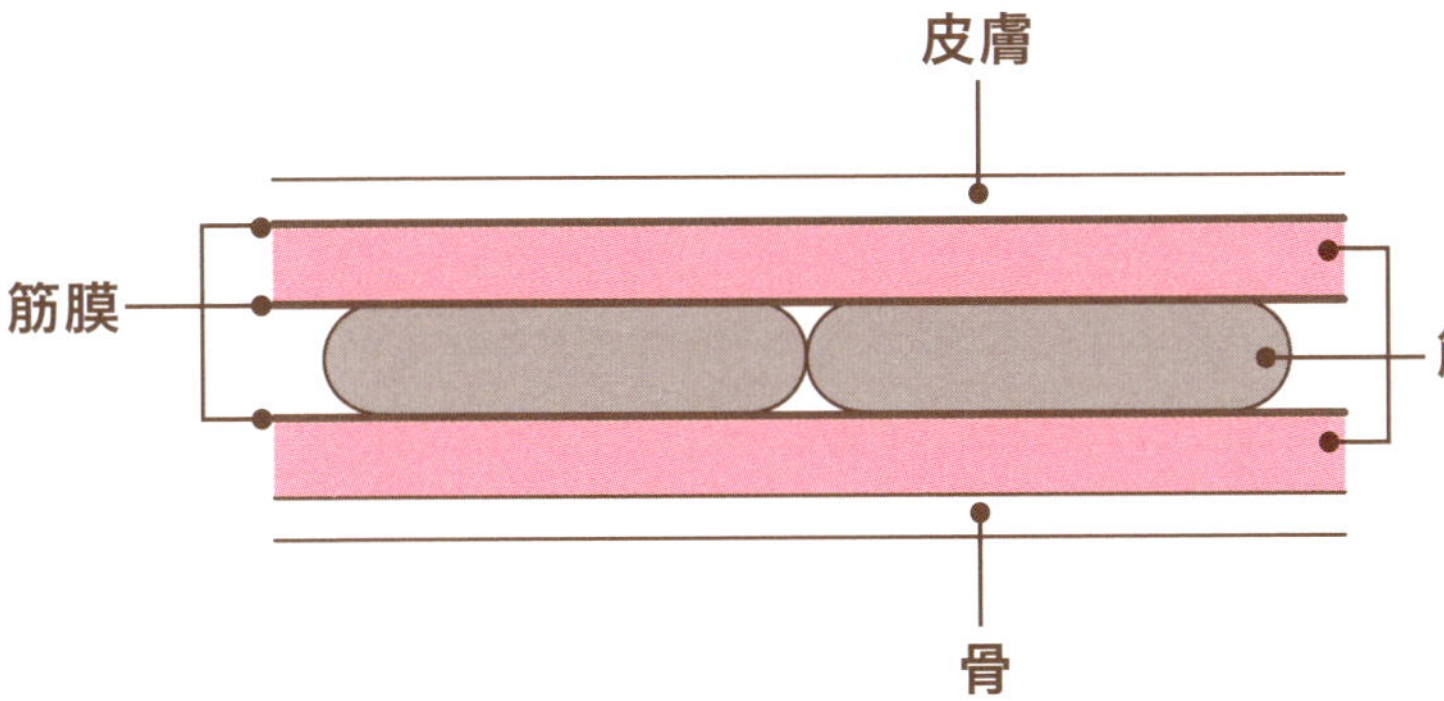

筋膜リセットを行うと…

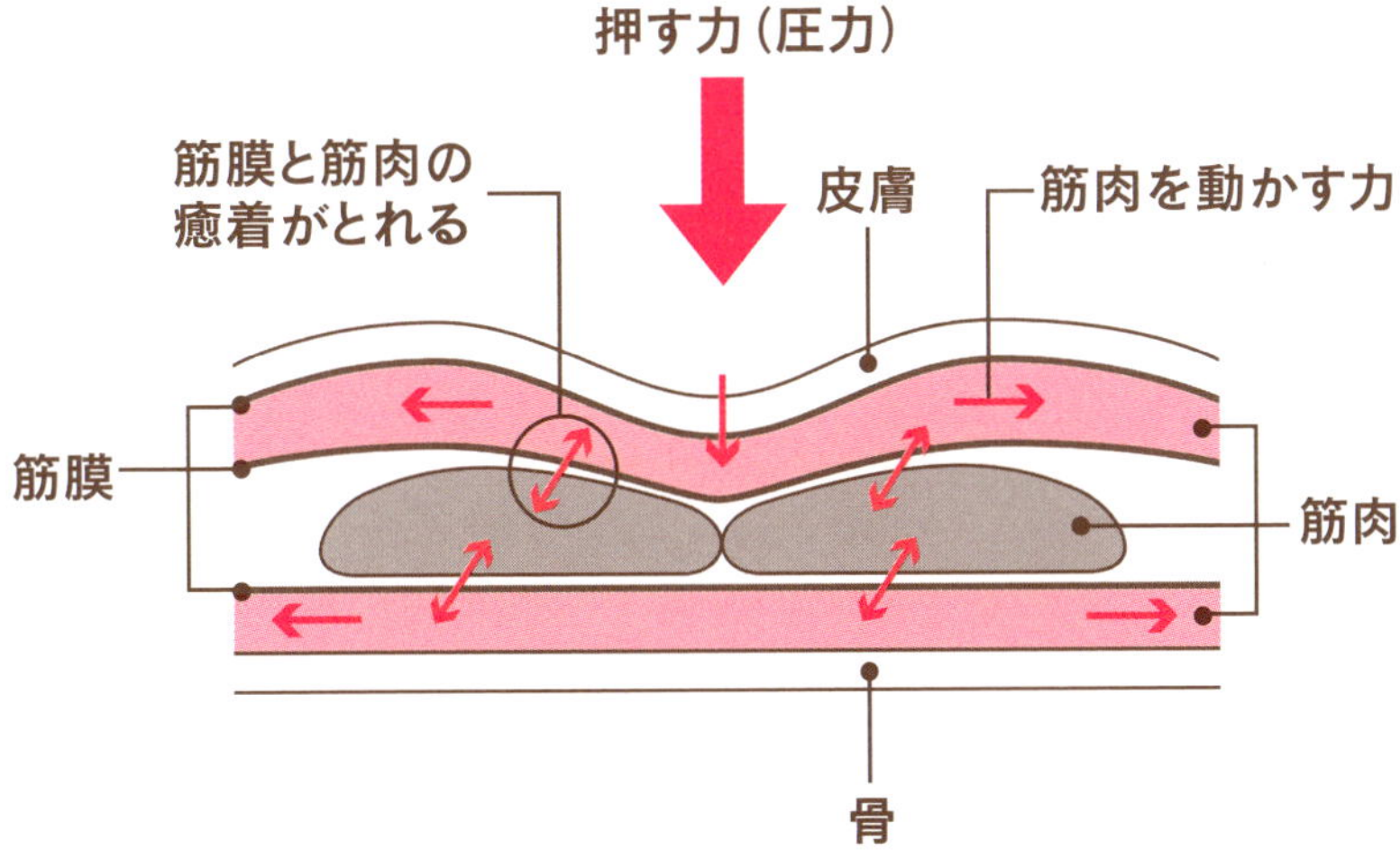

ヘルニアもどきは、マッサージで治る！

「医師から椎間板《ついかんばん》ヘルニアと診断されたけれど、手術はしたくない。何とかしてください」そう言って、来院なさる患者さんたちの多くは、ヘルニアではなく「ヘルニアもどき」であり、筋膜マッサージによって痛みから解放されています。

「椎間板」とは１つひとつの脊椎《せきつい》（背骨のこと）の間にあって、クッションの役割をしている軟骨のこと。「髄核《ずいかく》」という半液状の物質に満たされていますが、加齢とともに水分が失われていき、そのため、脊椎との結合が不安定になってきます。

　このような状態で重たい荷物を持つなどして腰に強い衝撃が加わると、ときに髄核が椎間板の外へ飛び出すことがあります。これが椎間板ヘルニア（イラスト❶）です。飛び出した髄核は脊髄《せきずい》神経の神経根を圧迫し、強烈な痛みを発生させます。椎間板ヘルニアであれば、手術以外に治す方法はありません。

　一方のヘルニアもどきは、椎間板が変形して膨れ上がり、その突出部分が神経を圧迫して痛みが生じている状態（イラスト❷）です。大本の原因は筋肉や筋膜の拘縮や癒着にあります。

　腰が痛いから温泉にでもつかろう、と車を運転して出かけられるのなら、おそらくヘルニアもどきで、本書でご紹介する腰痛改善のための筋膜マッサージによって痛みをとることができるでしょう。

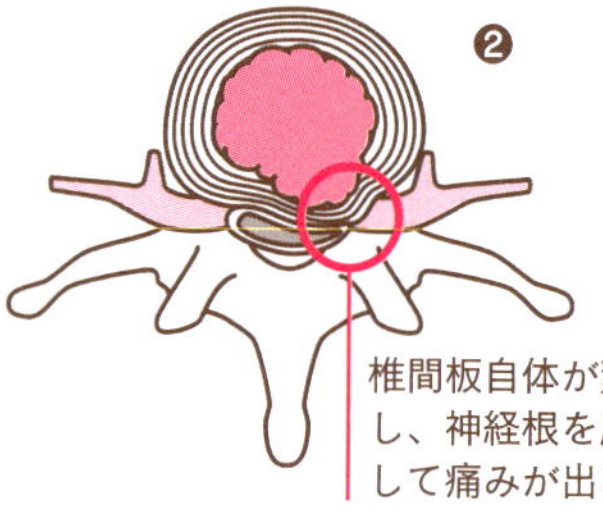

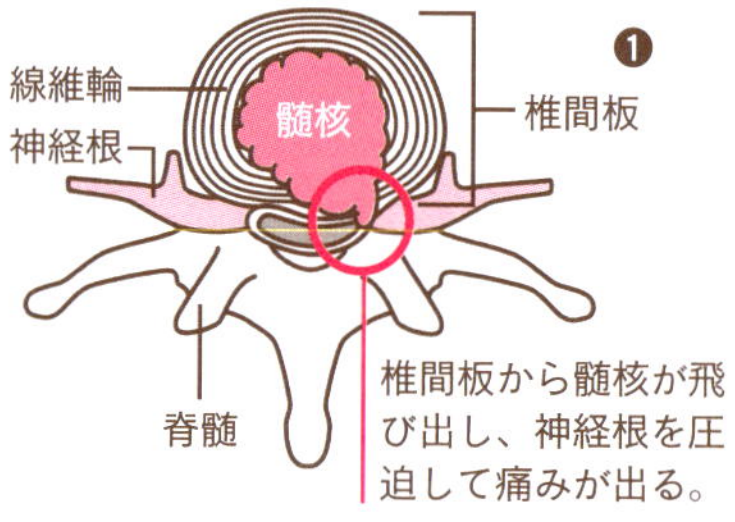

第2章

筋膜をほぐせば、ガンコな肩こりも消えていく

肩の筋肉だけをほぐしても、肩こりは治らない

日本人の国民病ともいわれる肩こり。最近では、スマホを長時間使い続けることもあるのでしょう。10代、20代の若者の間でも肩こりが急増しているようです。

肩こりはしぶとく、しつこいものです。肩を叩いてもらうと、一時的には軽くなったように感じても、すぐに元に戻ってしまいます。それは肩こりを起こす根本の原因が肩でなく、首や肩甲骨にあるからなのです。

首と肩甲骨に関わる筋膜をケアしない限り、肩こりを治すことはできません。

ここではまず、首と肩こりの関係を見ていきましょう。

首はつねに重たい頭を支えています。あごを引き上げて、頭を支えているのは、主に首の背面にある頭《とう》半《はん》棘《きょく》筋《きん》や頭《とう》板《ばん》状《じょう》筋《きん》などのインナーマッスルです。ただ座っているだけでも、これらの筋肉とそれらを包む筋膜にはストレスがかかります。

このように絶えず首に負担がかかっている上に、悪い姿勢をとれば、さらに重い負担が首

首を支える主な筋肉

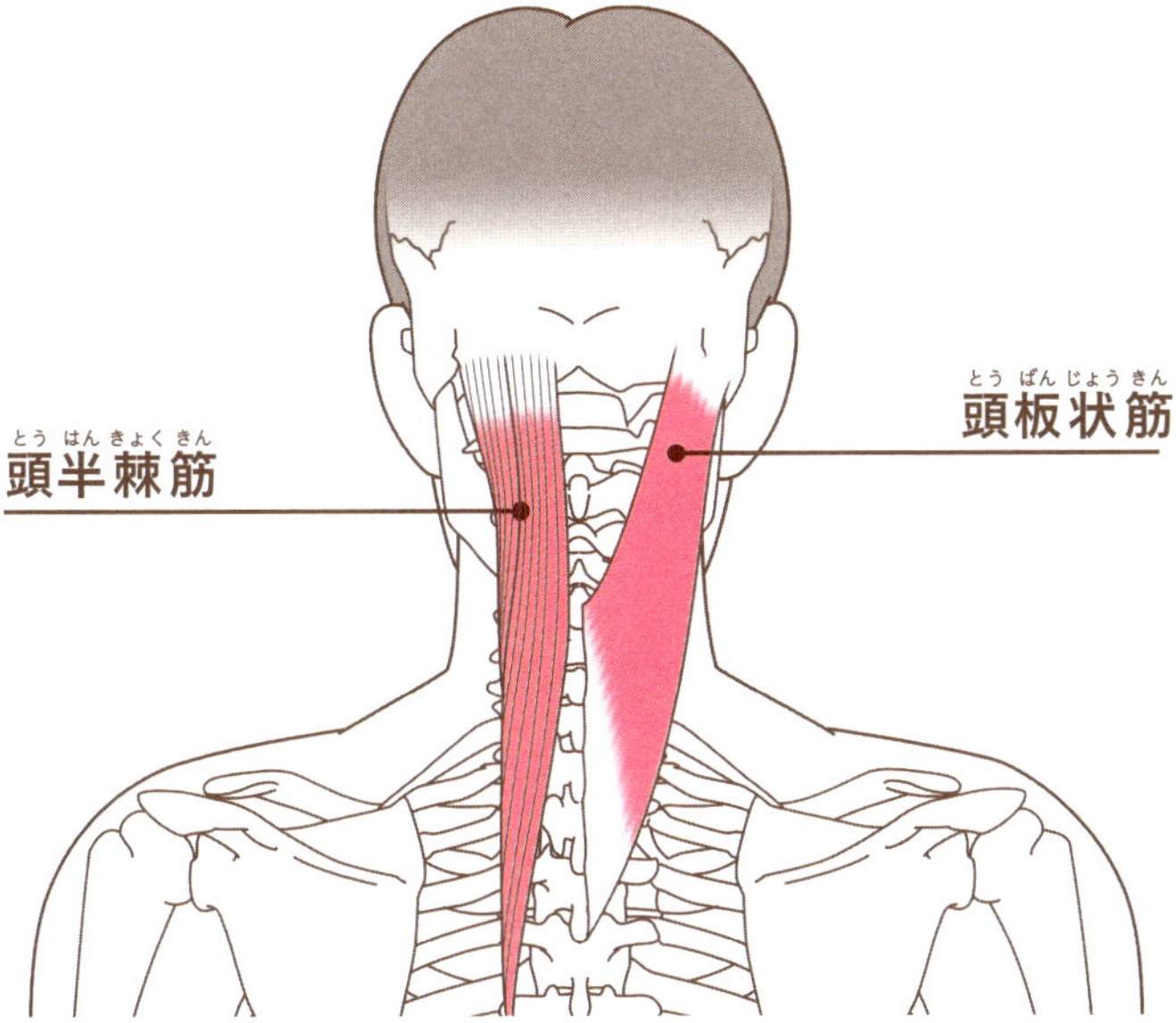

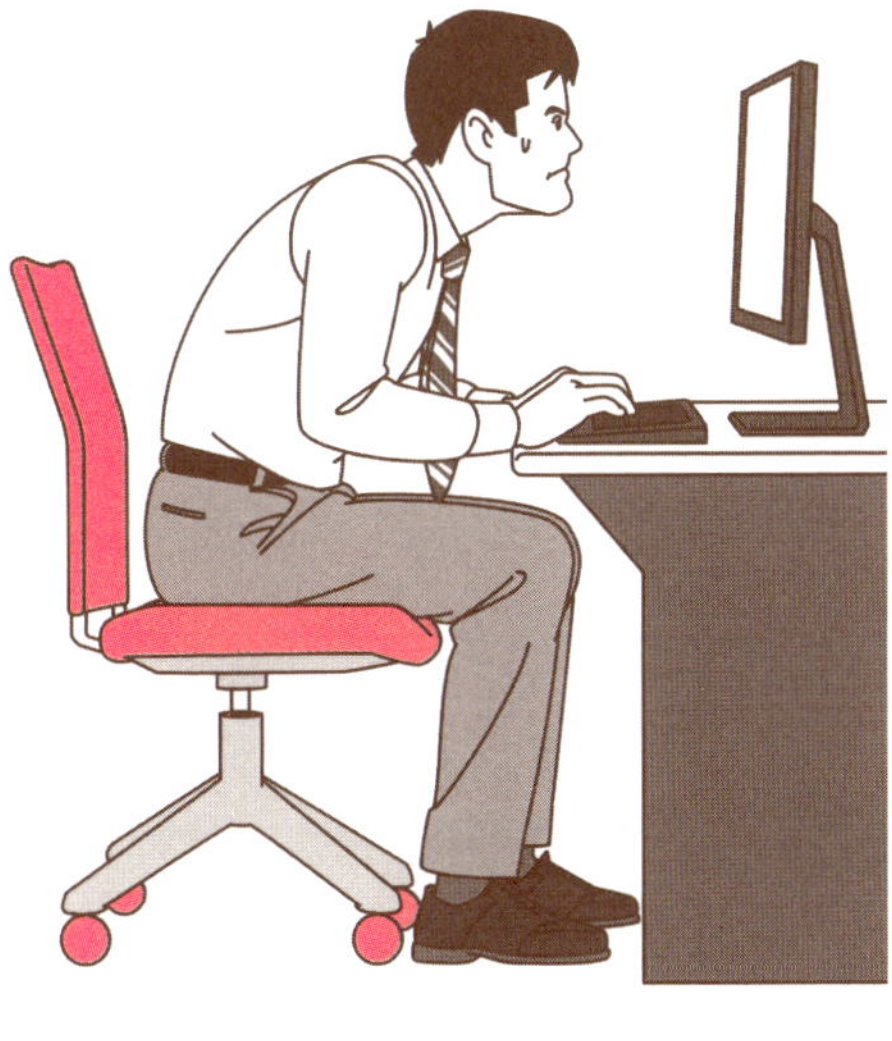

パソコンの画面に集中しているときなどは、肩が上がり、背中が丸くなって、あごが前に突き出す悪い姿勢になりがち。この悪い姿勢が、首の筋膜のゆがみを生む。

を支える筋肉と筋膜にのしかかることになります。たとえば、仕事などで作業に没頭していると、体は無意識のうちに前屈みになり、肩が上がり背中が丸くなって、あごが前に突き出していきます。この悪い姿勢が長く続けば、先ほどの頭半棘筋と頭板状筋の筋膜は変形してゆがみ、筋肉や他の筋膜と癒着してしまうのです。

筋肉を包む筋膜はつながっているので、首の筋膜が癒着したりゆがんだりすれば、その下の肩まわりの筋膜にもゆがみが生じ、筋肉が硬く収縮して痛みやコリが発生します。

さらに首で起きた痛みやコリが、肩に移動して起こる肩の痛みや肩こりというものもあるのです。癒着した筋膜は筋肉内の血流を悪化させるということはこれまでに何度かお伝えしてきました。血流の悪化によって滞留した疲労物質が多くなると、その物質が筋肉の外へしみ出し、神経を刺激して痛みが現れます。この痛みは首だけでなく、神経を介して肩へ伝わり、肩の痛みやコリの原因にもなるのです。このように、ある部位の痛みが他の部位へも移動する現象を「放散痛」といいます。肩こりを起こしているほとんどの方は、首部分にもハリや痛みを感じています。

このように、肩こりの原因が首の筋膜の癒着やゆがみであることも少なくありません。肩をもんでも肩こりがなくならないのは、首の筋膜のケアができていないからかもしれません。

「肩甲骨まわりの筋膜」は、癒着しやすくゆがみやすい！

肩こりの発生源には首以外にもう1つ、肩甲骨を動かさないことで発生する筋膜の癒着があります。この部分は首以上に肩こりの大きな原因となり、肩の筋膜の癒着、痛み・コリの発生の直接的な原因になります。

意識していませんが、私たちは普段の生活の中で、肩甲骨やその周辺の筋肉を動かさないようにしていることが多々あります。たとえば、パソコンのキーを打とうとするときも、無意識のうちに肩甲骨をロックして動かないようにしています。肩甲骨が動いては正確にキーを打てないからです。スマホの小さな画面上で指をスライドさせる動作でもやはり、肩甲骨は固定されています。指先を細かく動かすこのような作業では、手元を安定させるために、肩甲骨の動きを止めているのです。

肩の下にある肩甲骨は羽を広げたような形をしています。肩甲骨がつながっている骨は、実は鎖骨と腕の骨だけ。他の骨とはつながっておらず、いわば宙ぶらりんの状態です。この肩甲骨を主に支えているのは、骨ではなく、主に6つもの層からなる筋肉群です。この筋肉群は首から背中上部にかけて存在し、肩を中心にしてそれぞれ異なる方向に広がっています。この6つの筋肉のおかげで、肩甲骨は支えられており、また、腕の動きにつれてどの角度にも動くことができるのです。

手先を使う細かい作業のために肩甲骨がロックされると、それを支えている6つの筋肉も、それらを包む筋膜も同時に緊張し、重なり合った6つの筋肉を包む筋膜のあちこちでゆがみや癒着が起きてしまいます。すると、筋肉たちはさらに動きが悪くなって硬くなり、血流も阻害されて痛みが発生します。肩甲骨を支える筋肉は、肩付近に多く存在しているので、この筋膜のゆがみや癒着によって肩こりは発生します。

また、肩甲骨を支える6つの筋肉のうち、一番皮膚に近い表面部分にある僧帽筋以外はすべてインナーマッスルです。長時間のデスクワークなどで、5つのインナーマッスルが働き続けることになると、それらの筋肉が硬くなり、深在筋膜にゆがみが起きて、肩に痛みやコリが出てしまうのです。

しぶとい肩こりを治すには、肩部分の筋肉だけをもみほぐすのではなく、肩甲骨を支える6層の筋肉で発生する筋膜のゆがみや癒着をとり除くことが、必要だといえるのです。

肩甲骨を支える6つの筋肉

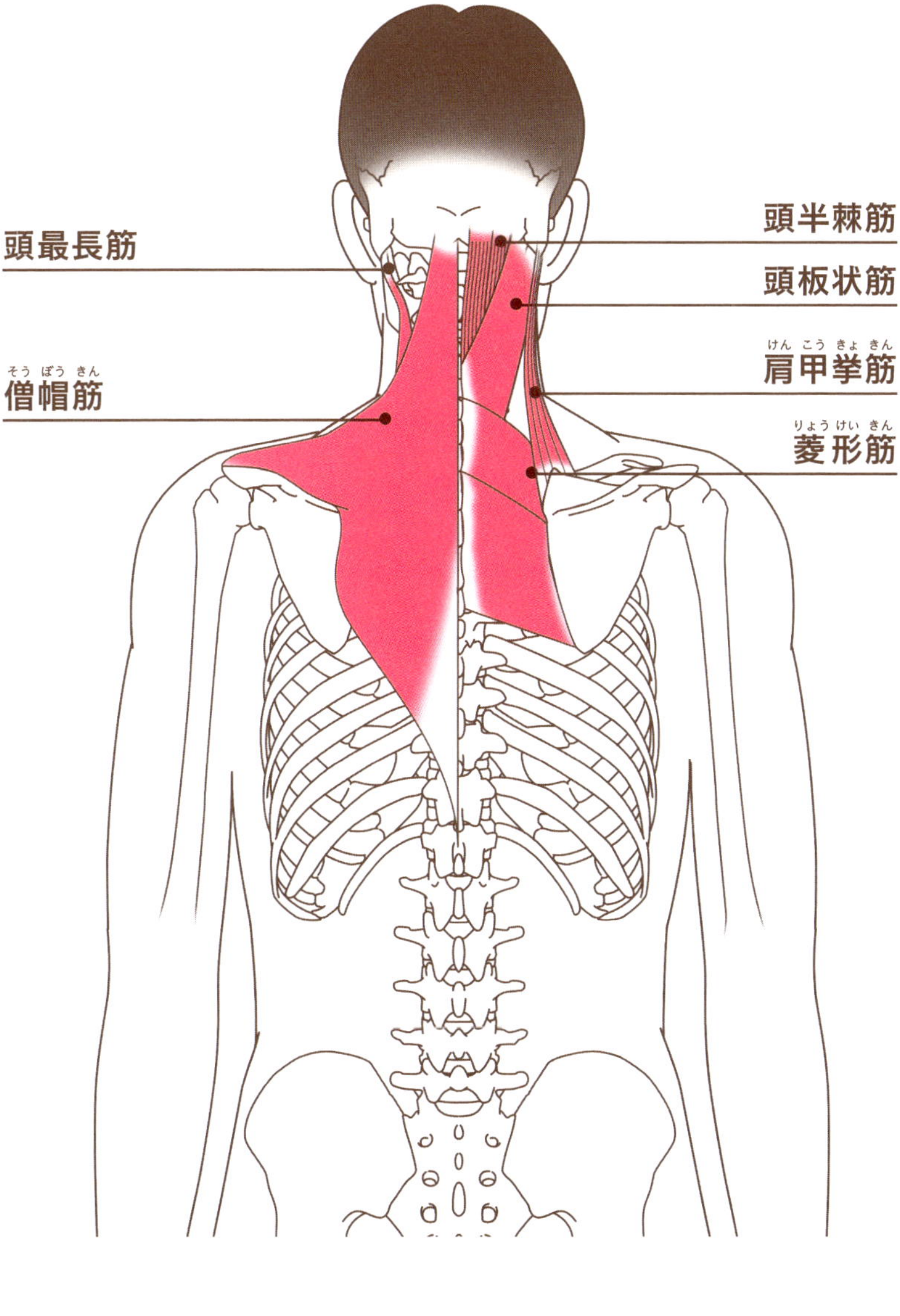

肩こりのための筋膜マッサージが、脳や肌の状態まで変える

肩こりのための筋膜マッサージを行うことで、肩こりが治るだけでなく、頭痛まで消えてびっくりなさる患者さんも少なくありません。

肩こりの大本は、首と肩甲骨を支える筋肉を包む筋膜のゆがみや癒着です。筋膜のゆがみや癒着によって筋肉の動きが制限されてコリが生じ、このコリが血管を圧迫して、血流を阻害することが原因でした。

首には内《ない》頸《けい》動脈、外《がい》頸《けい》動脈、椎《つい》骨《こつ》動脈という3本の太い動脈が通っていて、脳へ運ばれる血液の通り道になっていますが、肩こりがあると、この3本の「大通り」が、癒着した筋膜によって狭まり、脳へ十分な血液が届けられなくなります。

脳に血液が十分に行き届かないと、脳は栄養不足と酸欠の状態に陥ります。

その結果、脳の活動が阻害され、うっ血性の頭痛が起きるわけです。うっ血性の頭痛を治したいのなら薬を飲むのではなく、首の筋膜の癒着をとる筋膜マッサージを行い、筋膜をあ

るべき姿に戻すことが重要です。

首の筋肉の多くは頭蓋骨《ずがいこつ》の下端の分界頂線《ぶんかいちょうせん》という場所に付着して、そこから背中へと広がっていきます。この頭蓋骨と筋肉の境目は血流が滞りがちなので、この境目を指でプッシュする首の筋膜マッサージには脳の血行を促す高い効果が期待できるのです。

また、頭蓋骨から首へと走る筋肉は肩甲骨を支える筋肉と連動しています。

首のケアだけでなく、肩から肩甲骨付近に存在する筋肉とその筋膜をほぐす筋膜マッサージを合わせて行うことで、脳への血流は劇的に改善され、頭痛も治っていくはずです。こうして脳への血流がよくなれば脳の働きが活性化し、頭の回転もよくなり、気分まですっきりします。

また、脳の血流がよくなるというのは、脳だけでなく顔など、頭全体の血流がよくなるということ。顔部分の皮膚や筋肉へもたっぷりと酸素や栄養が届けられるので、肌の新陳代謝が高まり、美容効果も得られます。

つまり、首や肩甲骨付近の筋膜の癒着をとることで、くすみ、シミ、シワ、たるみなどの肌の悩みも改善されていくのです。

水素を味方につけて体の痛みを和らげよう！

筋肉の拘縮や筋膜の癒着が起きるのは、悪い姿勢や体のクセばかりではなく、ストレスも大きな原因です。ストレスがかかると、交感神経が優位となり、体は「戦闘モード」に入って、筋肉は緊張し、血管は収縮します。この状態が続けば、筋肉も筋膜も硬く固まってしまい、コリや痛みが生じます。治療のためには、体の外から筋膜マッサージで筋膜と筋肉の緊張をときほぐすことが、何よりも重要ですが、同時に体の内から「水素」によるケアを行うこともおすすめです。

水素は「リラックスモード」のときに優位となる副交感神経の働きを活性化させます。その結果、過剰だった交感神経の働きが相対的に低下して、自律神経のバランスが調整されるのです。副交感神経の活性化によって、筋肉や筋膜の緊張がゆるみ、血管も弛緩して血行が高まります。

また、ストレスは、あらゆる病気の元凶、活性酸素を大量発生させる一大要因。活性酸素は細胞を酸化させ、傷つけます。筋肉や筋膜も活性酸素によって酸化し、傷つけられて、その結果、柔軟性を失って硬く固まってしまうのです。

水素はこの活性酸素を除去する抗酸化作用にすぐれ、その力はビタミンCのなんと176倍です。しかも、活性酸素によって損傷を受けた細胞を修復して、正常な状態に戻すことまでやってのけます。

現在、市販されている水素にはさまざまな形状や働き、効果のものがありますので、選ぶときには注意が必要です。当院でも患者さんにお出ししている水素のサプリメントがあります。興味がおありの方には、当院のホームページも参考になるかもしれません。

第3章

腰痛・膝痛の黒幕は、お尻の筋膜だった！

腰痛の本当の原因は、お尻の筋膜の癒着にある

人間は重力に抗《あらが》って背骨を垂直に立たせているために、腰に負担がかかり、腰痛になりやすいとよくいわれます。ここではまず、日本人の多くが悩んでいるといわれる腰痛と筋膜との関係を簡単に説明しましょう。

結論を先に申しますと、実は多くの腰痛の発生源は腰ではなく、お尻にあります。そして、お尻の中でも特に中臀筋《ちゅうでんきん》の筋膜の癒着が、ほとんどの腰痛の最大原因なのです。

背骨の動きを調整し、安定させているのは骨盤です。その骨盤を支えているのがお尻。上半身を支えているのは腰だと思っている方が多いようですが、実は腰の下にあるお尻こそが「土台」の役割を担っているのです。お尻の筋肉「臀筋《でんきん》」は、四足歩行のチンパンジーや犬、猫など人間以外の動物では発達していません。臀筋は、二足歩行の人間が上半身を支えるために独自に進化させてきた器官だといえるのです。

お尻の中でも、上体を支えるために特に働いているのが、次のページにイラストで示した

骨盤を支える中臀筋、大臀筋

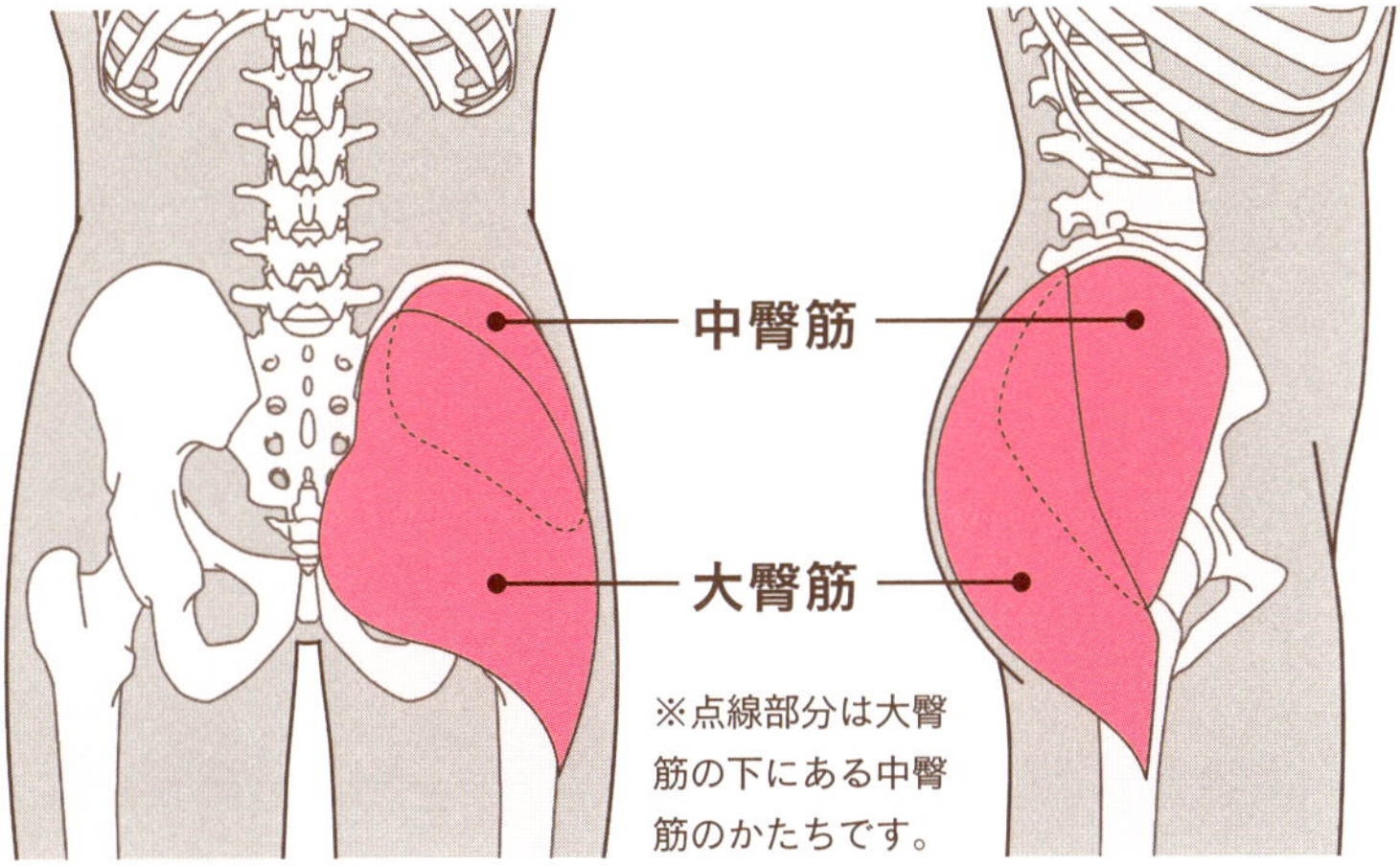

※点線部分は大臀筋の下にある中臀筋のかたちです。

中臀筋と大臀筋《だいでんきん》です。のちほど詳しくお伝えしますが、筋肉の質が異なるように、中臀筋と大臀筋の大きさも西洋人と日本人では異なります。西洋人に比べて日本人の大臀筋はかなり小さいのです。そのため、日本人はそのぶん中臀筋を使ってさまざまな動作をしています。たえず酷使され緊張を強いられている中臀筋では、筋膜も変形して癒着を起こしています。筋膜が癒着し、ゆがむことで、中臀筋はより硬くこわばります。

　さらに、中臀筋の筋膜がゆがみ、癒着すると、中臀筋と重なるようにして存在している大臀筋の筋膜にも癒着が起こり、大臀筋も硬く拘縮していきます。

　このように中臀筋や大臀筋といった臀筋やそ

の筋膜がこわばると、臀筋とつながり腰から背中あたりまで広がっている腰背筋膜《ようはいきんまく》という筋膜もまた緊張して、癒着したりゆがんでいきます。この腰背筋膜の癒着やゆがみによって、腰痛が発生するのです。

けれど、臀筋やその筋膜の拘縮や癒着は、腰背筋膜の癒着をもたらすだけではありません。骨盤のゆがみをも引き起こすのです。骨盤を支える臀筋が硬くこわばると、骨盤にもゆがみが生じ、骨盤がゆがんでくると、そこにつながる腰の骨の神経が圧迫されます。その圧迫された神経から痛みが発生します。

このようにお尻部分の筋膜の癒着こそが腰痛の本当の原因です。

ところで、硬く収縮してその筋膜も癒着を起こすほど変形しているというのに、臀筋に痛みを感じることがないのはなぜなのでしょうか。

それは、お尻が痛みなどの刺激に対して、著しく鈍感な部分であるからです。

大臀筋や中臀筋などの臀筋はその持ち主に気づかれることもなく、じっと痛みに耐えながら体を支えているのです。

中臀筋と大臀筋の筋膜の癒着が腰痛を生む！

骨盤を包むようにして支えている
中臀筋や大臀筋の筋膜が癒着
↓
臀筋とつながる
腰背筋膜がゆがむ。
また、骨盤が過度に前傾し、
骨盤にゆがみが出る
↓
ゆがんだ骨盤が
腰の骨の神経を圧迫し、
腰痛が起きる

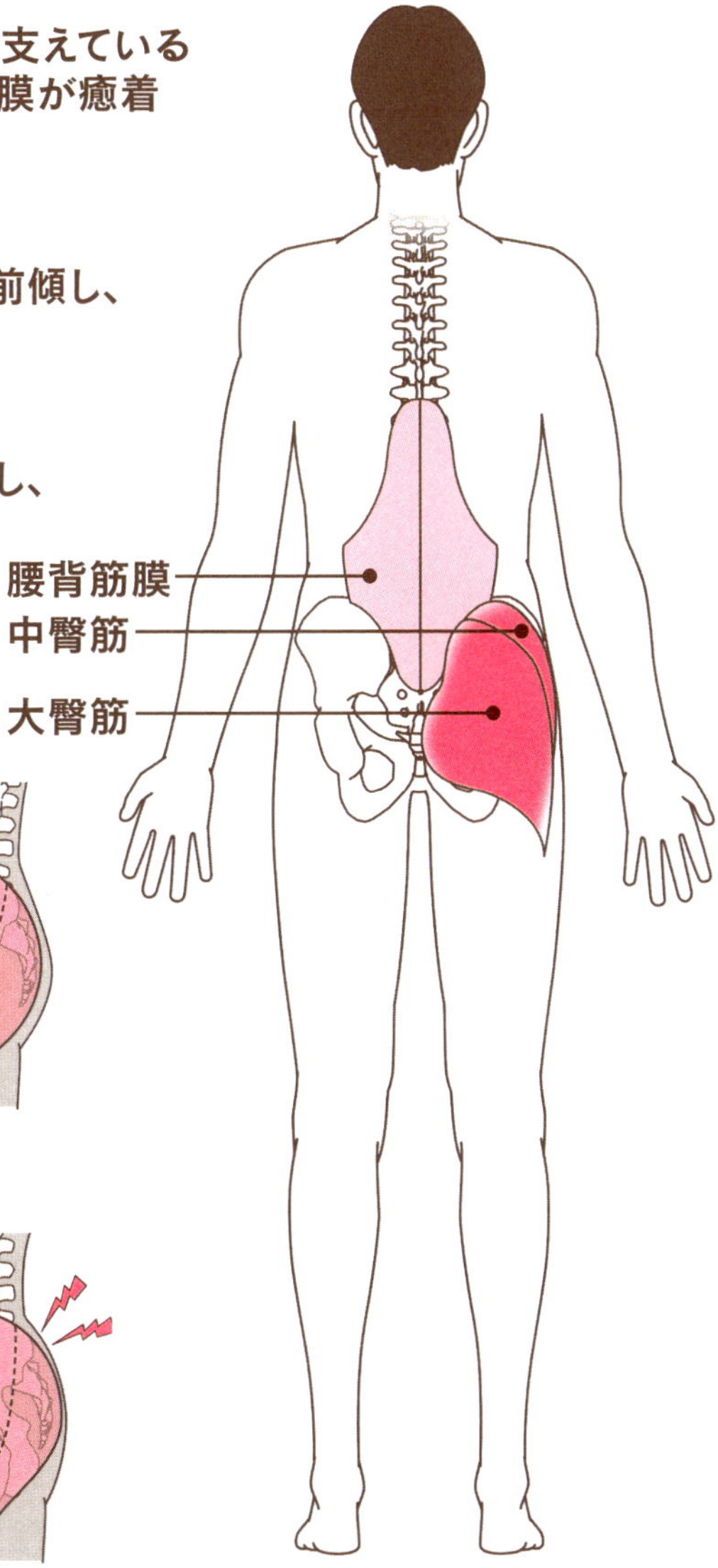

通常の骨盤

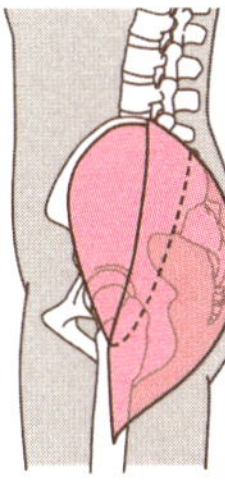

中臀筋、大臀筋の筋肉・筋膜の癒着が起きておらず、骨盤自体もまっすぐ正常な位置にある。

前傾の骨盤

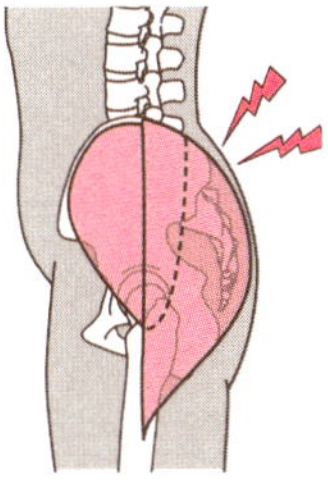

中臀筋、大臀筋の筋肉・筋膜の癒着によって、骨盤自体が前に大きく傾く。その結果、前に傾いた骨盤が腰の骨の神経を圧迫し、痛みが発生する。

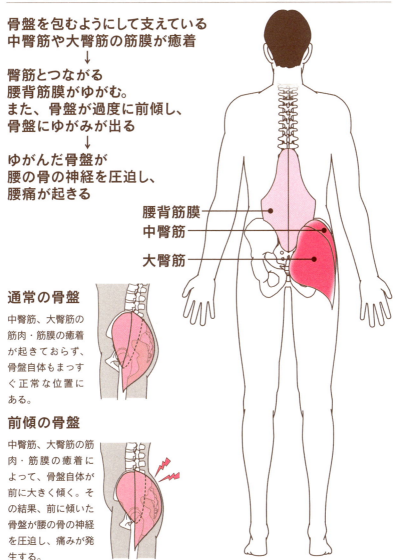

中臀筋の筋膜をほぐせば、膝痛も消える！

要介護になるきっかけの多くは、膝痛による歩行困難ともいわれています。膝が痛んだり、水が溜まったりするのを見れば、膝自体に原因があると思うでしょうが、膝痛もまた肩こりや腰痛と同じように、その多くの根本的な原因は膝にあるのではありません。腰痛と同様、臀筋にあります。

脚の側面には太ももから膝まで「腸《ちょう》脛《けい》靭《じん》帯《たい》」という長い靭帯が走っています。この靭帯は、脚の外側から回り込むようにして、膝のお皿を下から支えています。そして、腸脛靭帯の最上部は中臀筋とつながっているのです。

中臀筋とその筋膜が緊張してこわばっていると、そこにつながっている腸脛靭帯も緊張し、萎縮して短くなってしまいます。すると、膝のお皿を支えている腸脛靭帯が膝の内部を強く圧迫することになり、膝が痛むのです。

高齢者の膝痛といえば、膝の軟骨がすり減って起きるとされる「変《へん》形《けい》性《せい》膝《しつ》関《かん》節《せつ》症《しょう》」が有名

中臀筋と膝の痛みの関係

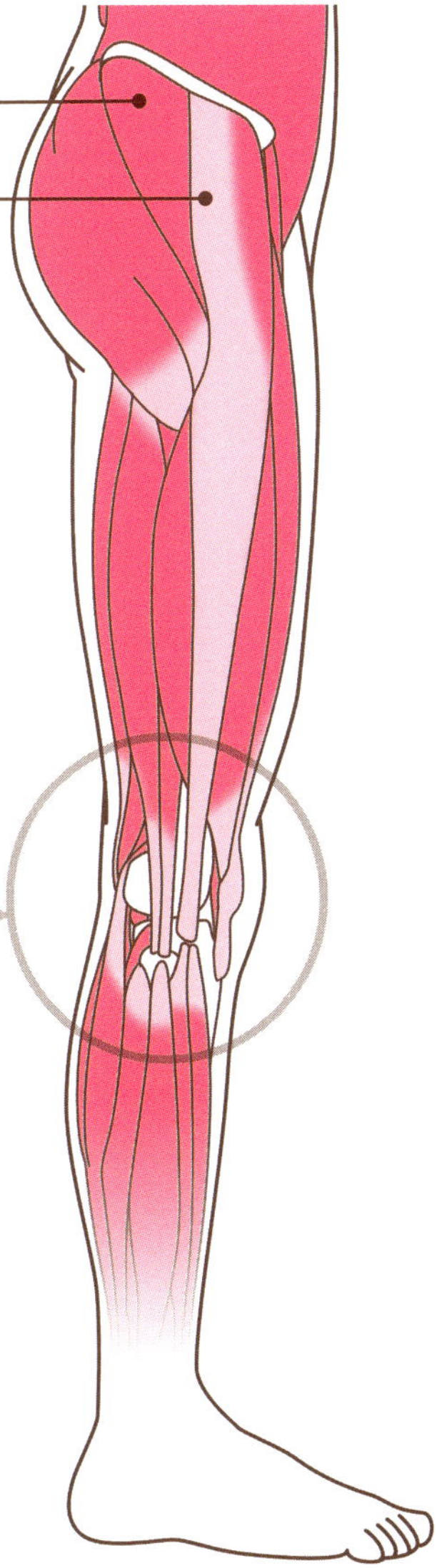

中臀筋の筋膜がゆがみ、
筋肉も拘縮
↓
中臀筋とつながっている
腸脛靭帯のひきつれが起きる
↓
膝の内部を圧迫し、
膝痛が起きる

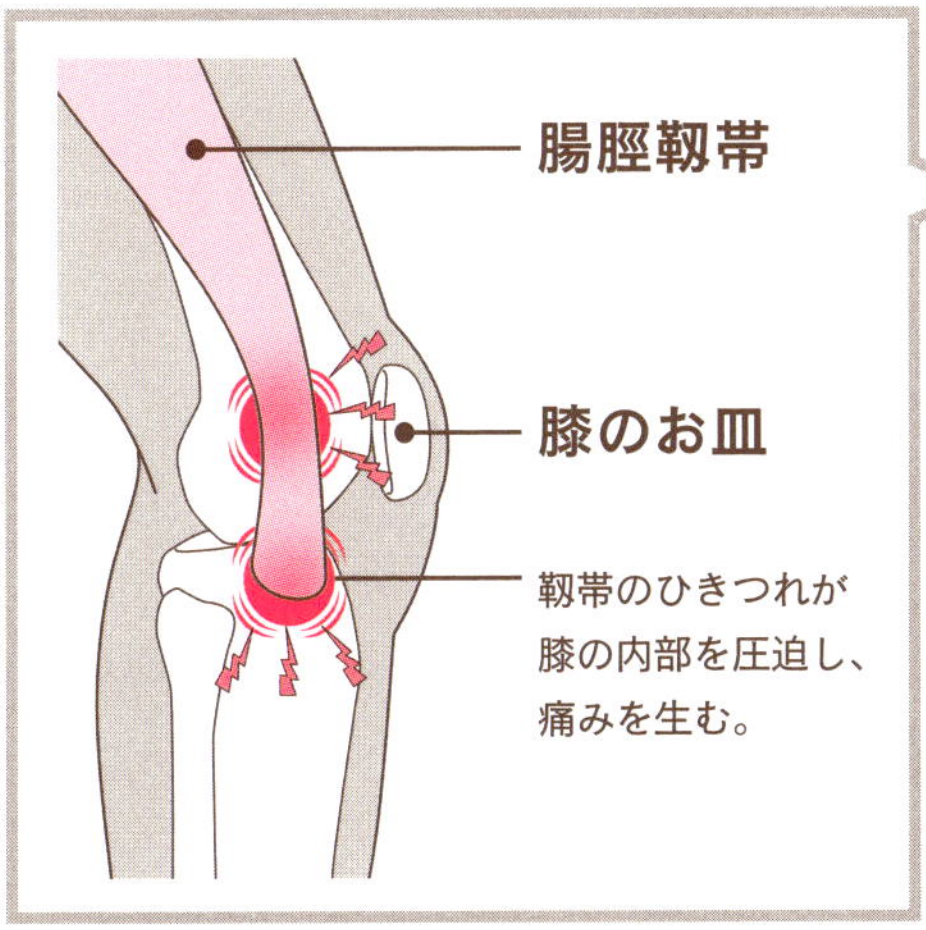

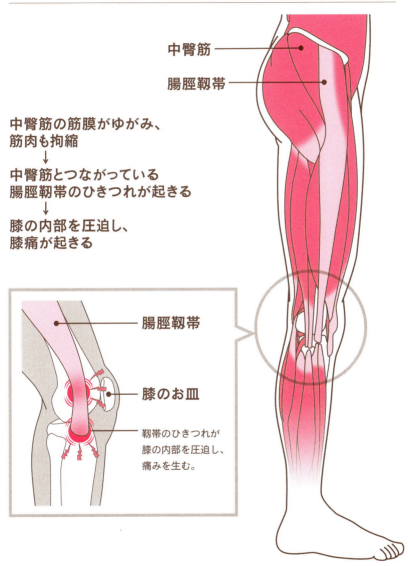

ですが、実は変形性膝関節症と診断されていても、軟骨のすり減りよりも、お尻の筋膜癒着による靭帯のひきつれが、本当の膝の痛みの原因になっている場合も多々あるのです。現に私の治療院に来られた患者さんでも、変形性膝関節症と診断されていた方の約8割が、臀部の筋膜の癒着をとり除くことによって、膝の痛みを改善しています。

変形性膝関節症を改善するには、脚などの筋肉を鍛えて膝にかかる体重の負担を軽減させることが重要だといわれますが、本当の原因が臀部の筋膜にある場合、これは逆効果です。脚の筋肉を鍛える動作はそのたびに中臀筋やその筋膜を刺激し、それらをより一層拘縮させてしまうことにつながります。

もし、運動が必要な場合であっても、運動の後に臀部の筋膜マッサージを行い、臀部の筋肉と筋膜をゆるめることが、膝の痛みを悪化させないためには重要です。

変形性膝関節症と診断された場合でもあきらめず、筋膜リセットマッサージで中臀筋の筋膜の癒着をとってみましょう。膝自体が大きく膨れるように変形してしまっている方など、中臀筋の筋膜の癒着が膝の痛みの原因ではない場合は、残念ながら筋膜マッサージで直接的に膝痛を改善することはできませんが、股関節とつながる中臀筋をゆるめることで、足の動きを改善し、これまでより足を動かしやすくなるはずです。

体を支えるお尻の筋肉「大臀筋」と「中臀筋」

地面に対して垂直に背骨を立たせて歩く唯一の生きものである人間。背骨などの上半身を日々、黙々と支えているのがお尻の筋肉です。お尻の筋肉の中でも、上半身を支える「主役クラス」が大臀筋と中臀筋であるということは先ほどお伝えしました。これらの筋肉が股関節から腸骨（骨盤最大の骨）にかけて付着し、骨盤を安定させています。

ここでは腰痛・膝痛緩和の要《かなめ》となる大臀筋と中臀筋について、詳しく見ていきましょう。

「主役」の1つ、大臀筋は臀筋の中で最も大きく、浅いところにある筋肉で、表層筋です。ヒップのふくらみをつくっているのは、この大臀筋。脚を後ろへ引き上げたときに動くのが感じられます。大臀筋のすぐ奥にあるのが中臀筋で、その一部は股関節まわりにも存在します。脚を横に持ち上げたときに動くのが感じられ、大臀筋とともに股関節の安定のために働き、また大臀筋を補強する役目も担っています。

大臀筋と中臀筋は上半身を支える土台であると同時に、二足歩行に欠かせない筋肉であり、歩くときはたがいに連動しながら動いています。

大臀筋は、主に脚を後ろに蹴り出す力として働きます。歩行時や走っているときは地面を後ろ脚で蹴るようにして歩みを進めていますが、そのときに使われているのが大臀筋なのです。大臀筋が特に意識できるのは、坂道や階段。私たちは大臀筋を使って後ろ脚で地面を蹴り、体を前に押し出すことで坂道や階段を上ることができます。

中臀筋も歩行の際に「骨盤を支え、その位置を安定させる」という大事な役割をしています。歩くときには脚を前に1歩ずつ出して進んでいるので、片脚だけで立っている状態になるときがあります。たとえば、直立の姿勢から右脚を一歩出したとき。左脚に重心がのって右脚が浮けば、片脚立ちしている状態になりますね。実は中臀筋がなければ、このとき地面から離れている右側の骨盤が大きく下に傾いてしまうのです。骨盤の位置が下がりすぎないよう軸足側の中臀筋が収縮することで、私たちは歩くたびに上半身を大きく横に傾けることなく、スムーズに歩くことができます。

また、中臀筋は歩行時や立ち上がるときなどの大臀筋の動きを補強する役目もしています。日本人はもともと大臀筋が貧弱なため、それを補おうと、中臀筋が過度に働き、負担がかかることが多いのです。

大臀筋と中臀筋を使う動き

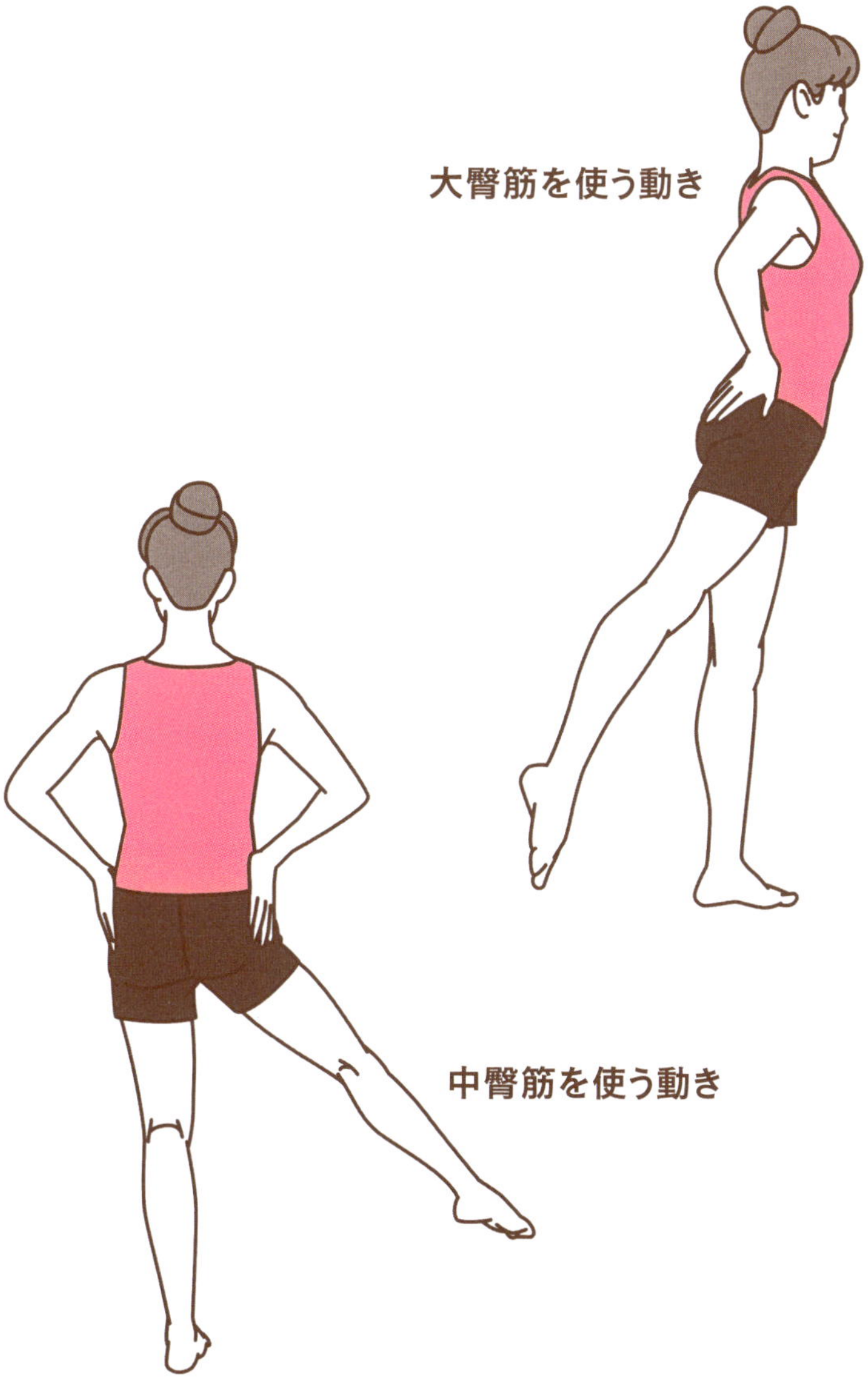

大臀筋を使う動き

中臀筋を使う動き

中臀筋に負荷がかかりやすい日本人の体

西洋人のお尻は後ろへ大きく張り出して、キュッと上がっています。ところが、日本人のお尻はそれに比べると、ほとんどが小さくて、後ろへ張り出してもいません。「扁平尻《へんぺいじり》」という表現がぴったりの貧弱さです。この差は大臀筋の大きさの違いにあります。つまり、西洋人の大臀筋は大きく発達しているのに対して、日本人のそれは華奢なのです。これはおそらく、遺伝子の違いによるものでしょう。

大臀筋は浅い部分に広がる表層筋でした。表層筋はインナーマッスルに比べて、大きくて力持ちです。鍬を振るったり、脚を高く上げたりといった大きな動作に主に使われ、また、立っているときに体をしっかりと支えています。さらに、表層筋は外からの刺激を吸収することで、インナーマッスルへの負担を減らしてもいます。

立食パーティなどで、立ったままいつまでも楽しくおしゃべりをしているのは西洋人、壁際の椅子に腰をかけているのはほとんどが日本人、といった光景をよく目にします。西洋人は大臀筋が発達しているので、長時間立ち続けていても、疲れにくいのに対して、大臀筋が小さい日本人は安定感がなく、長時間立ちっぱなしでいるのが苦手なためでしょう。

大臀筋が小さいと、本来は大臀筋が担うべき役割を中臀筋が補いながら、さまざまな動作をこなすことになりますし、外からの刺激もより強く受けることにもなります。つまり日本人の場合、大臀筋が小さいので中臀筋もそれを包む筋膜もつねに強い緊張を強いられ、固まりやすくなります。西洋人に比べて日本人に腰痛持ちが圧倒的に多いのは、そのためだと考えられます。

ここまでお話ししてきたように、大臀筋が貧弱な日本人は、中臀筋の酷使による筋膜の癒着で生まれる体の痛みやコリに悩まされがちです。

では、腰痛や膝痛を治すのにはどうしたらいいのでしょうか。筋膜マッサージで、原因の大本である中臀筋や大臀筋をゆるめ、筋膜のゆがみや癒着をとることにつきます。

間違っても、筋トレや筋肉を鍛える腰痛体操はしてはいけません。それが、腰痛や膝痛を悪化させる原因になることも少なくないのです。次の項目でその理由を詳しくお話ししましょう。

お尻の筋肉は鍛えずに「ゆるめる」べき

腰痛も膝痛も、中臀筋とその筋膜のゆがみや癒着がそもそもの原因なのですから、症状を解消するには、中臀筋を鍛えるのではなく、中臀筋も筋膜もゆるめなければなりません。筋肉を鍛えれば筋肉はますます拘縮して、筋膜の癒着もひどくなります。

人体には400以上の筋肉があって、鍛えたほうがいい筋肉と、鍛えないほうがいい筋肉があります。中臀筋は後者。年をとるにつれて、腕や脚など他の筋肉はゆるんでたるんできますが、中臀筋だけは100歳になってもゆるみとは無縁で、硬く緊張しているのです。筋膜は使われすぎても、使われなくても硬くこわばっていきます。私たちは、歩行時や立っているときは中臀筋ばかりを使っており、座っているときには中臀筋をグッと縮めています。つまり起きている間中、中臀筋は酷使されているか、縮まっているかどちらかだといえるのです。そのため、中臀筋に関しては一生、ゆるめる努力を続けなければいけません。

では、中臀筋以外の他の筋肉はどうでしょう。腰痛の対策のために、腹筋や背筋、太もも前面の大腿四頭筋などを鍛えるようにと指導されることがあります。鍛えられた筋肉が「自然のコルセット」となって、腰をしっかり固定し、体重を支えることで、腰への負担が軽減されるというわけです。なかなか説得力がありますが、賛成しかねます。中臀筋が拘縮した状態で筋トレをすれば、鍛えられて硬くなった腹筋や背筋などが、中臀筋とその筋膜にさらなる緊張を強いて、それらをこわばらせ、結果的に腰痛を悪化させかねません。

もし、引き締まった体のために腹筋や背筋などを鍛えたいのなら、まずは中臀筋とその筋膜とをしっかりとゆるめて腰痛を完治してから行うべきです。ただし、筋トレで無理は禁物。高齢の方は特に気をつけていただきたいですね。

腰痛を治したければ、腹筋も背筋も大腿四頭筋も、もちろん中臀筋も鍛えないで、もっぱら中臀筋とその筋膜をゆるめることに専心するのがベストなのです。そして、唯一中臀筋とその筋膜にアプローチできるのが、筋膜リセット。通常のマッサージや指圧、鍼灸などでは中臀筋やその筋膜には正しくアプローチできません。また、中臀筋はストレッチが不可能な部位です。ストレッチでは筋肉を最大限に伸ばすことではじめて効果が発揮されますが、中臀筋の場合、反対側の脚が邪魔をして、しっかり筋肉を伸ばすことができないのです。

中臀筋をゆるめるには、筋膜リセットマッサージが最も効果ある方法だといえます。

中臀筋をほぐせば、足の動きも変わる！

自分の足を思いのままに動かし、最期まで自分で歩いていたいというのは、ほとんどの人の願いでしょう。専門家たちは、そのためには「運動をして体を鍛えなさい」「足腰に筋肉をつけなさい」と言いますが、むやみに筋肉を鍛えれば中臀筋が拘縮し、腰痛や膝痛を悪化させかねません。それよりも、自分の足をきちんと動かせる状態を保つには、中臀筋とその筋膜をゆるめること。これに尽きます。

高齢になると、足が上がりづらくなるため、すり足になったり、少しの段差にもつまずいたり、歩幅が狭くなったりします。これは筋肉の衰えだけが原因ではなく、ほとんどは歩くための筋肉を「正しく使えない」ためなのです。そして、歩くための筋肉が正しく使えないのは、中臀筋とその筋膜のゆがみや癒着によって骨盤の内側にある大腰筋（53ページ参照）がロックされ、動きが制限されてしまっているから。そのせいで、筋肉を使って股関節をスムーズに動かすことができなくなるのです。その結果、足が上がりづらくなり、すり足のヨ

大腰筋と股関節

骨盤の内側にある大腰筋や上半身と下半身のつなぎめともいえる股関節は、中臀筋や大臀筋とともに歩行時に足を動かす大切な働きをする。

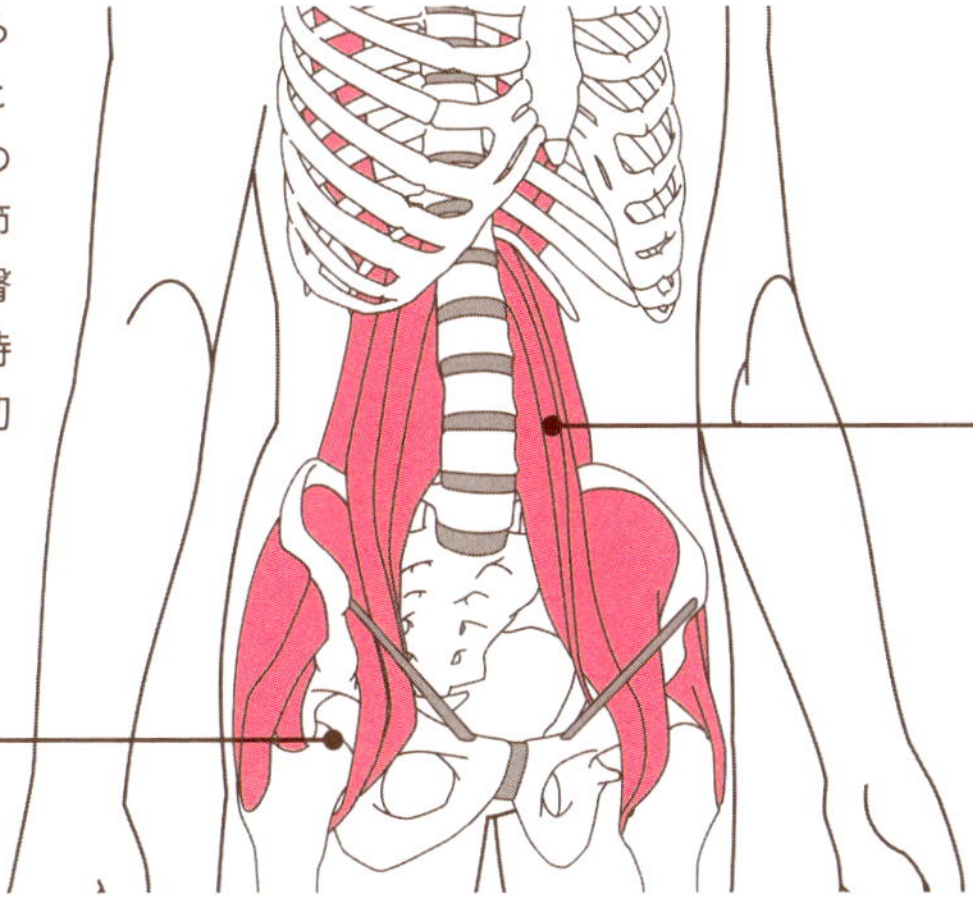

チヨチ歩きになってしまいます。

ところが、中臀筋とその筋膜をゆるめる筋膜マッサージによる治療を始めると、多くの患者さんが驚くほどスムーズに歩けるようになります。中臀筋をゆるめれば歩行がラクになり、歩行がラクになれば歩くようになり、すると、腹筋や背筋などの他の筋肉も刺激されて、ますますラクに歩けるようになるのです。

つねに緊張し固まっている中臀筋。自分の足を自由に動かし、寝たきりになりたくなければ、生涯かけて中臀筋をゆるめ続けることが大切なのです。もちろん、寝たきりの予防だけでなく「足の運びをなめらかにしてランニングのタイムをもっと縮めたい」などというときにもおすすめです。

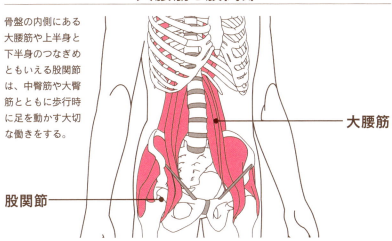

ここで1つ、補足をしておきましょう。ここまで、中臀筋は普段歩いたり立ったりするだけでも使われるので、ゆるめることが最も大事だとお伝えしましたが、これは「中臀筋を緊張させないために、極力歩いてはいけない」という意味ではないので注意してください。

適度な歩行は健康を保つために、大切なものであることは疑う余地がありません。歩くことは人間が生きていく上での、最も基本的な動作であり、糖尿病や心臓疾患などの生活習慣病から認知症まで、あらゆる病気の予防や改善にもつながります。歩くことで全身の血液循環は高まりますし、それによって細胞も活性化され、新陳代謝も促され、全身の筋肉が適度に刺激されるのです。

ただ、歩くことで中臀筋や大臀筋が使われ、その部分の筋肉が少なからず緊張していってしまうのも事実です。ですから、歩いた後にはしっかりと筋膜リセットというアフターケアをして、臀筋を休める時間をとりましょう。

コチコチに緊張していた中臀筋や大臀筋がゆるめば、歩くのがラクになりますし、運動のためにウォーキングやジョギングをしている人であれば、足がスムーズに動くようになり、運動効果もこれまで以上に実感できるでしょう。

中臀筋の筋膜をゆるめれば、全身の健康も手に入る

中臀筋とその筋膜をゆるめることは、万病の元といわれる「冷え」の緩和・解消にもつながります。

冷えの大きな原因は運動不足。体を動かしていないと、血液循環が悪化して、体は熱をうまく産生できません。さらに、水分のとりすぎも追い打ちをかけます。運動不足によって代謝が落ちていると、とりすぎた水分は十分に排出されずに体内に蓄積されます。この蓄積された水分が体温の低下をもたらすのです。

冷えの解消のためには、体を動かす時間を増やし、水分のとりすぎにも注意しつつ、同時に中臀筋をゆるめることが重要です。固まってしまった中臀筋やその筋膜は、骨盤をとり囲んでいる大腰筋などの筋肉を緊張させて、お尻やお腹の血行を悪化させます。中臀筋と筋膜をゆるめれば、骨盤の内側にある大腰筋などもゆるみ、その一帯に血液が流れ込んできて全身を巡り、冷えが改善、解消されるでしょう。

こうして血液が全身を巡るようになれば、すみずみに栄養や酸素がいきわたり、滞留していた老廃物や疲労物質も排出されて、細胞の1つひとつが活性化されます。その結果、胃腸や肝臓などの内臓の働きも活発になって、より健康になるというわけです。体がだるい、食欲がない、疲れやすい、といったあなたの症状は冷えが一因かもしれません。体調が何だかすぐれないという方は、中臀筋とその筋膜をゆるめる筋膜マッサージに挑戦してはいかがでしょう。

また、女性の悩み、お尻にできる凸凹のセルライトも中臀筋をゆるめることで改善します。中臀筋とその筋膜をゆるめて血流を高めることでお尻が温まり、皮下脂肪の塊がその正体のセルライトも燃焼しやすくなるからです。

中臀筋と筋膜の緊張はまた、卵巣嚢腫《らんそうのうしゅ》や激しい生理痛の一因にもなりえます。ほとんどの方は左右の中臀筋の硬さが異なります。骨盤の内側にある大腰筋などもそれにつられて、どちらか一方がより硬くなり、子宮や卵巣もその硬いほうへと引っ張られてしまいます。卵巣嚢腫は強く引っ張られて変形した側の卵巣にできやすく、生理痛も多くはそちらの下腹部がより強くなります。左右のバランスを調整しながら、中臀筋とその筋膜をゆるめておくことは、婦人科系の疾患の予防や改善にもつながるのです。

第4章

実践! 筋膜リセット

筋膜リセットを始める前に

1 1日3回、体が温まった状態で行えればベスト！

筋膜リセットは朝晩いつ行ってもＯＫですが、ベストなタイミングはお風呂上がり。体が温まり血流もアップしていて、筋肉がやわらかくなっているので、コリが解消しやすくなります。気になる箇所のマッサージをそれぞれ１日３回できれば十分です。

2 コリ具合の少ない側から行おう

肩、腰など痛みやコリが体の両側にある場合は、痛みやコリの少ないほうから行いましょう。筋膜リセットは多少なりとも施術に痛みを伴います。コリの少ない場所で痛みに慣れてから、より重い患部をほぐしましょう。筋膜リセットを続ければ、いつか施術に痛みではなく気持ちよさを感じるときがきます。こうなれば、筋膜のゆがみや癒着がとれているといえます。

3 痛気持ちいいポイントを見つけよう

肩・腰・膝…それぞれの箇所には、多くの人に共通する「マッサージポイント」がありますが、人によってはそのポイントが少しずれている場合もあります。イラストで指示されているマッサージポイントをほぐしても効果が感じられない場合は、自分のポイントを探し、そこをほぐしてみましょう。ほぐすべきなのは、軽く押してみて最も痛む部分で、これが「コリの芯」です。だいたいマッサージポイントの近くにあるはず。そこを重点的にほぐせば、効果を実感できるでしょう。

筋膜リセットの実践に移る前に、筋膜リセットのルールや押さえておきたいポイントについて、ここで簡単にご説明します。準備を整えてルールを押さえ、万全の態勢でマッサージを始めましょう！

4 マッサージポイントの見つけ方

＜肩こり（64 ページ：肩甲骨付近の筋膜の癒着をとるマッサージ①）の場合＞

① 片方の手を、反対側の肩甲骨と背骨の間にあるマッサージポイントの近くに持ってくる。

② 腕をいろいろな方向に上げたり下ろしたりしながら、親指以外の４本の指全体で、肩甲骨の内側のマッサージポイントの近くを押す。

③ 押していて「痛気持ちいい」感じがする場所を見つける。

③で見つけた場所が、コリの芯であり、マッサージポイントです。肩や腰が重だるいけれど、マッサージポイントを押しても痛みを全く感じない場合は、ポイントがずれているか、コリがひどくて神経がマヒしている可能性があります。マッサージポイントにあたる箇所を探して、そこを３分ほど押し続け、コリの芯を刺激してみましょう。痛みを感じるようになったら、そのポイントをマッサージします。

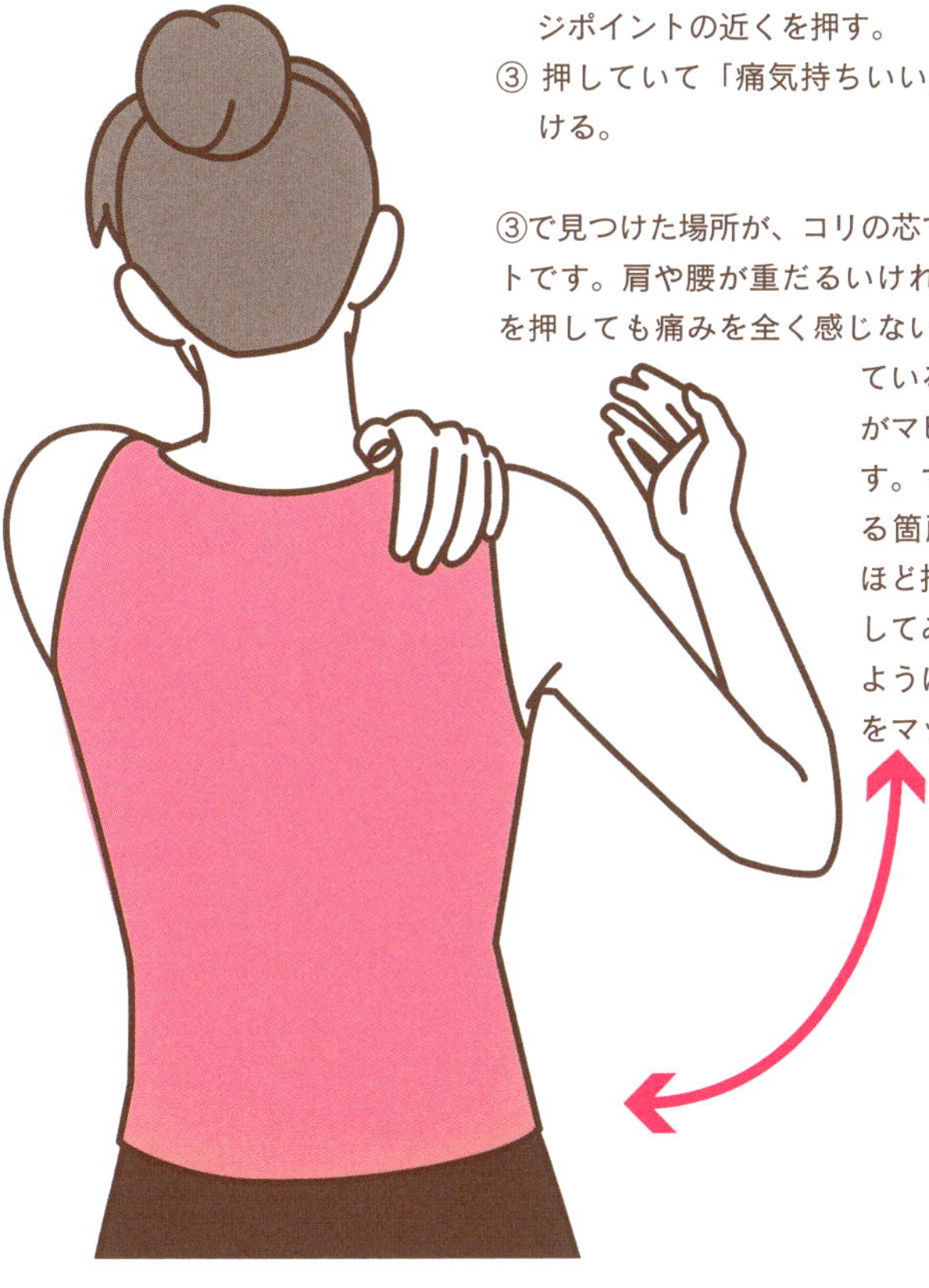

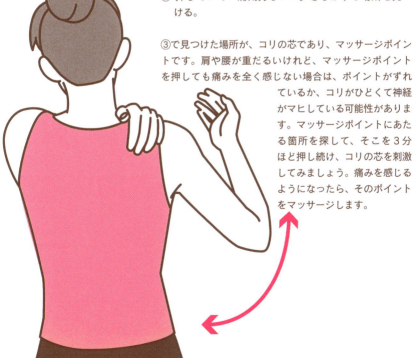

筋膜リセットで活躍する「道具」を用意しよう

臀筋や肩甲骨まわりなどには、自分の手が届かずにうまく押さえられないマッサージポイントがあります。こういった場所を押すときには、テニスボールなどの「丸みがあって体重をかけてもこわれないような硬い道具」を使うようにしましょう。道具をきちんと使うことで、大きな効果が得られるはずです。

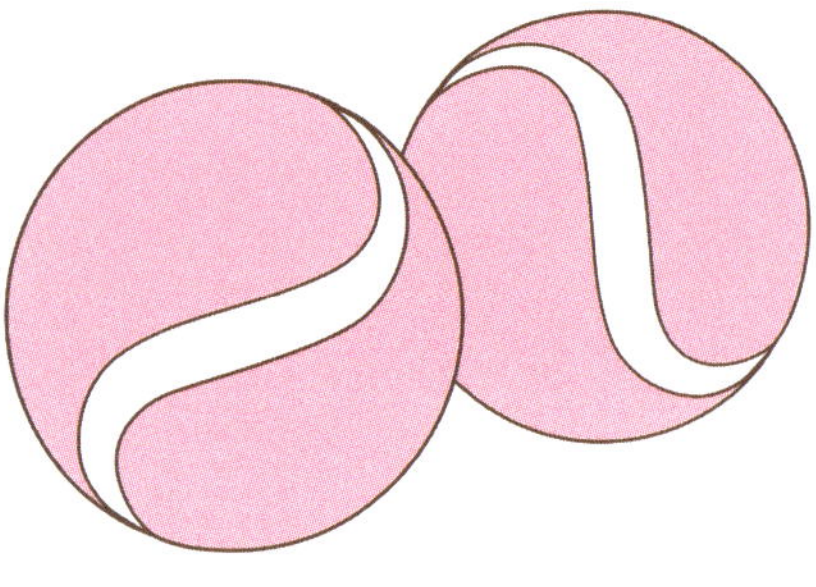

[基本の道具]

テニスボール（2 個）

硬さ、大きさともに初心者向けなのがテニスボール。テニスボールは弾力があって比較的やわらかく、またサイズも大き目なので、患部をピンポイントで押さえるのが難しい場合にも、ポイントを大きくはずさずにマッサージができます。

[慣れてきたら…]

軟式野球のボール、スーパーボール、ゴルフボールなど、硬いボールや小さなボールを選んでみましょう。小さくて硬いボールを使うことで、患部をよりピンポイントで狙えるようになり、さらにより深く筋膜に働きかけることができます。

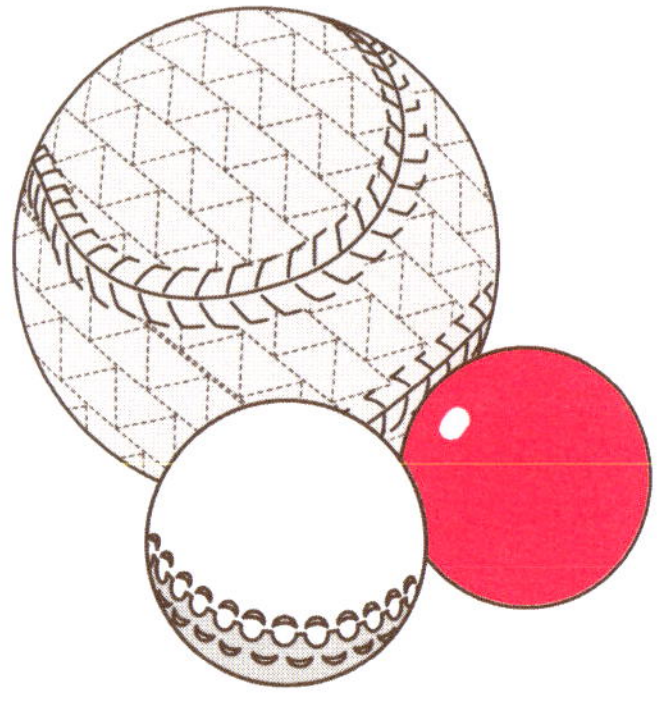

「筋膜リセット」悩み別索引

症状別、悩み別の索引です。
自分の痛みやコリが強い箇所からマッサージを始めてみましょう。

首の背面にある筋膜の癒着をとるマッサージ

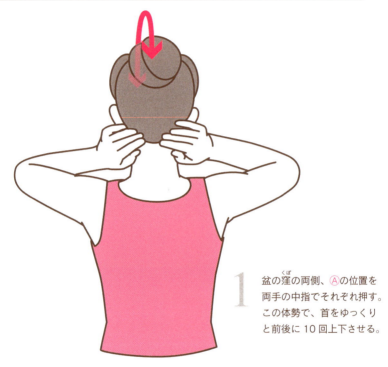

1 盆の窪《くぼ》の両側、Ⓐの位置を両手の中指でそれぞれ押す。この体勢で、首をゆっくりと前後に 10 回上下させる。

マッサージポイント

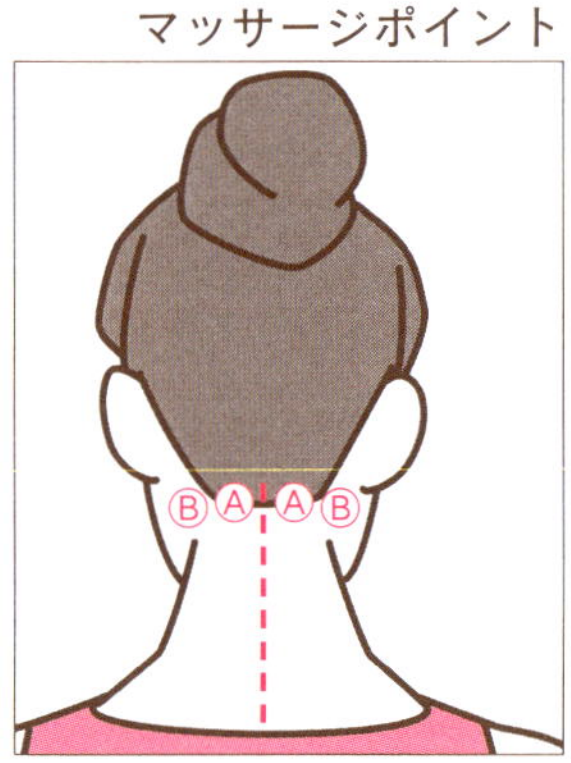

肩こりの原因となり、脳への血流も滞らせるのが首の筋膜の癒着。これをほぐせば血行がよくなり、うっ血性の頭痛なら解消され、疲れた頭もスッキリします。首の後ろの頭蓋骨と首の境目の３箇所は筋膜が癒着しやすいので、よくマッサージをしましょう。

マッサージポイント

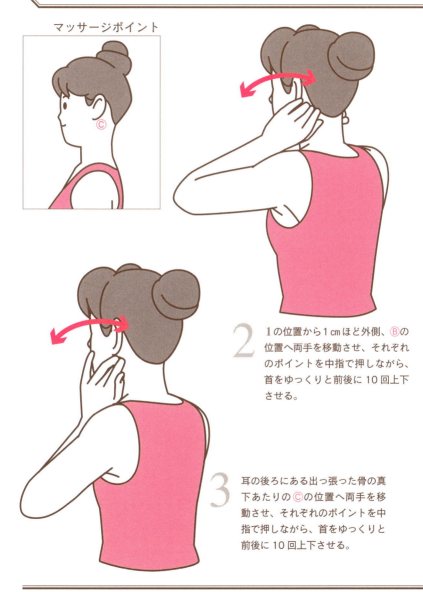

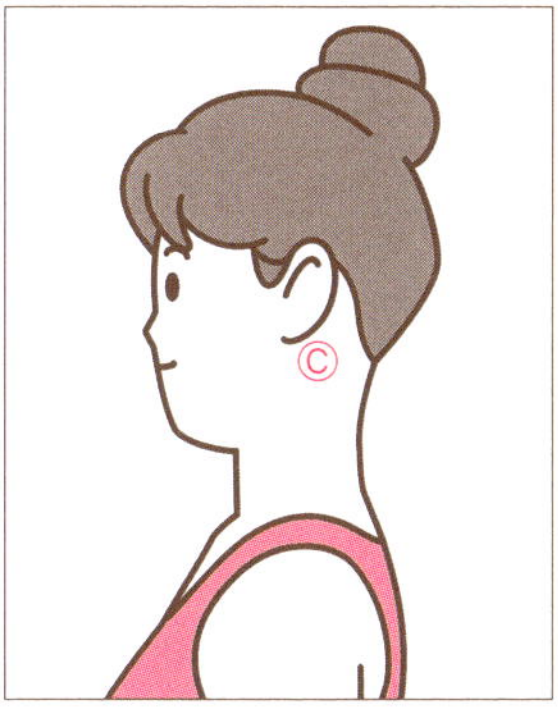

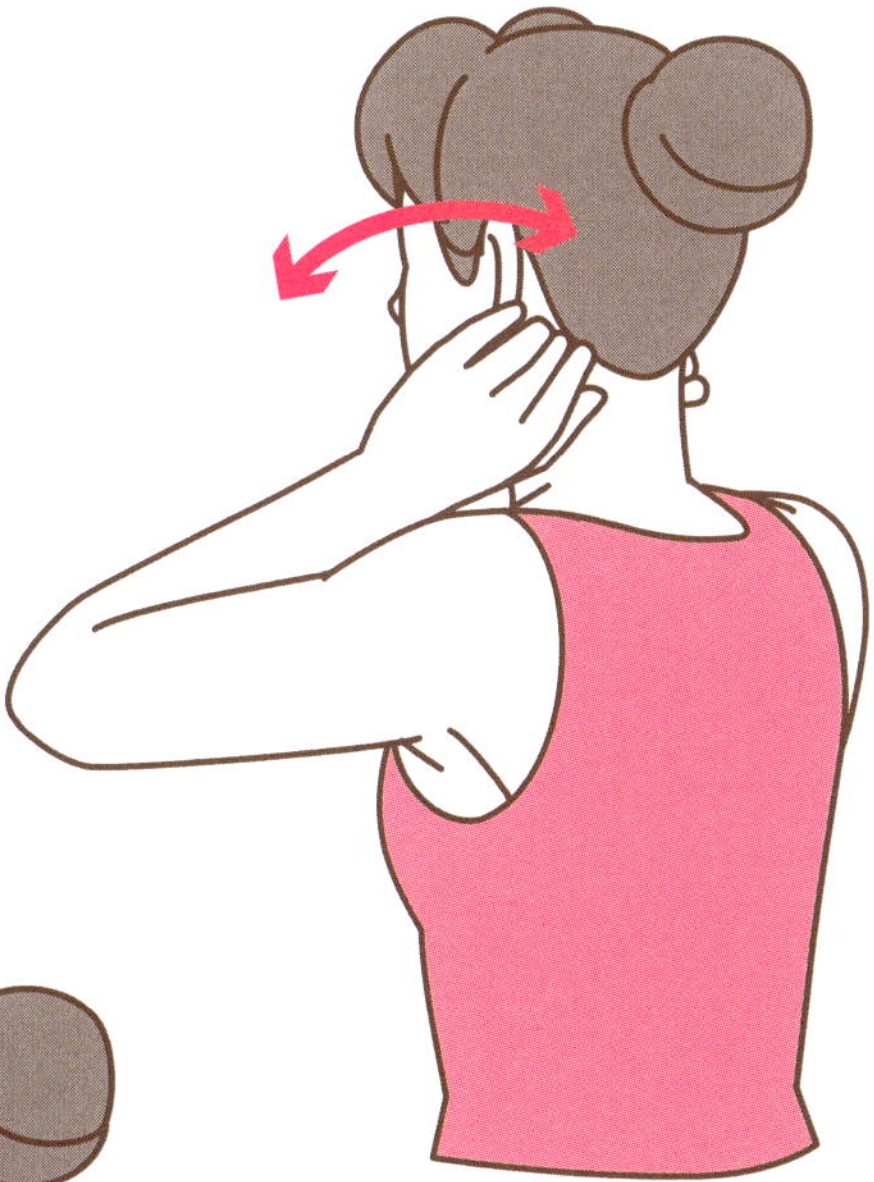

2　1の位置から1㎝ほど外側、Ⓑの位置へ両手を移動させ、それぞれのポイントを中指で押しながら、首をゆっくりと前後に10回上下させる。

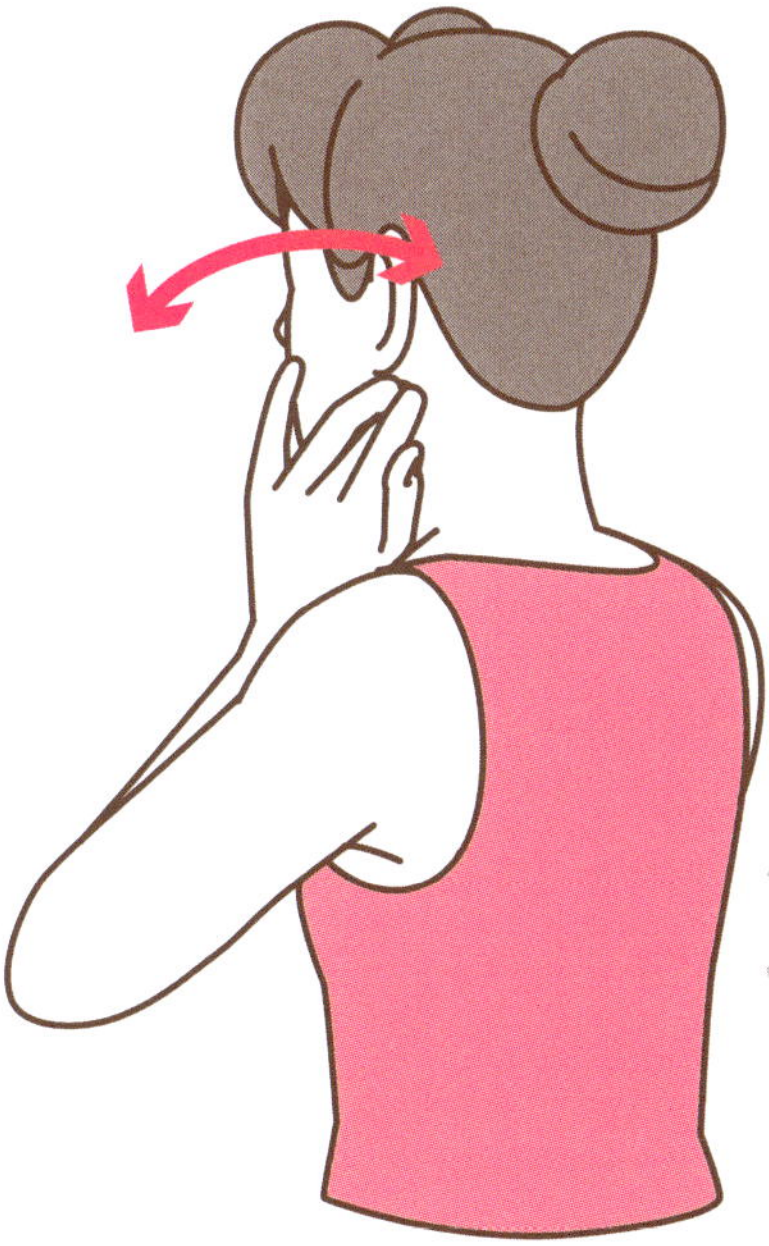

3　耳の後ろにある出っ張った骨の真下あたりのⒸの位置へ両手を移動させ、それぞれのポイントを中指で押しながら、首をゆっくりと前後に10回上下させる。

肩甲骨付近の筋膜の癒着をとるマッサージ①

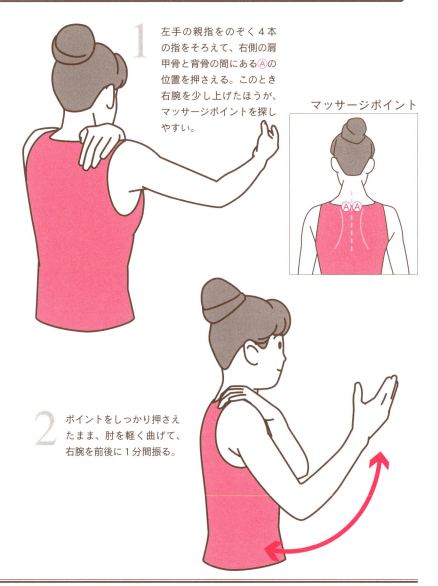

1 左手の親指をのぞく４本の指をそろえて、右側の肩甲骨と背骨の間にあるⒶの位置を押さえる。このとき右腕を少し上げたほうが、マッサージポイントを探しやすい。

マッサージポイント

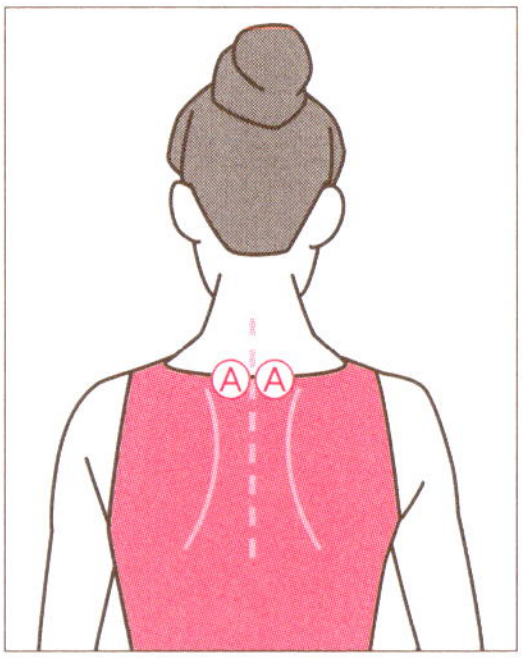

2 ポイントをしっかり押さえたまま、肘を軽く曲げて、右腕を前後に１分間振る。

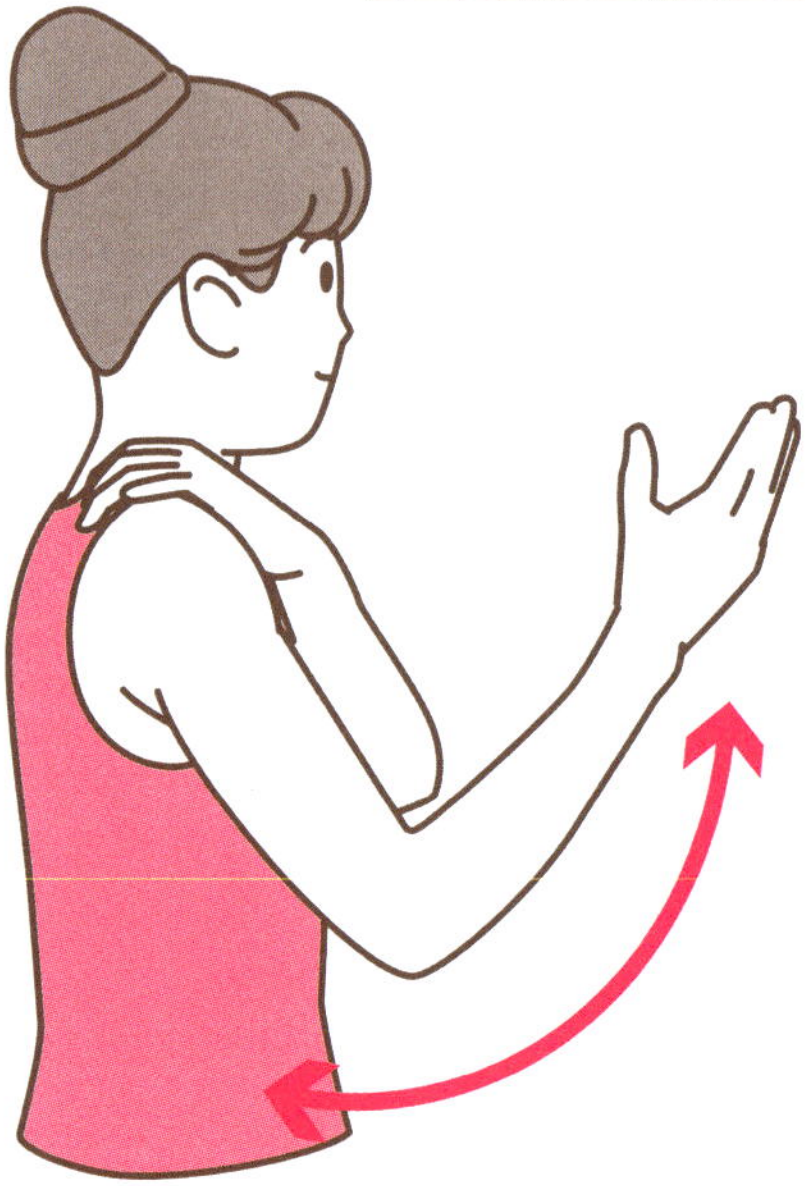

肩甲骨の上部に存在するマッサージポイントは、手でしっかり押さえられる場所です。肩甲骨を支える多くの筋肉が重なり合っているマッサージポイントを十分にほぐしましょう。

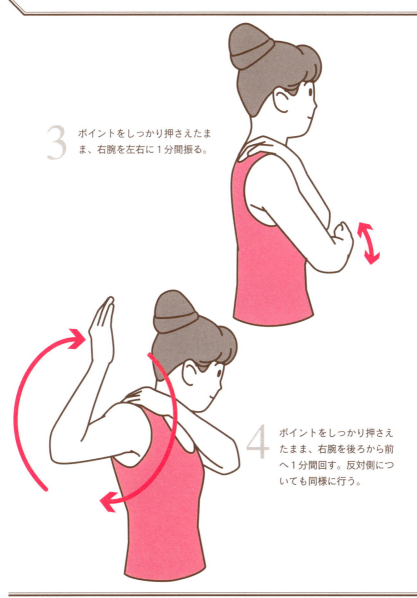

3 ポイントをしっかり押さえたまま、右腕を左右に1分間振る。

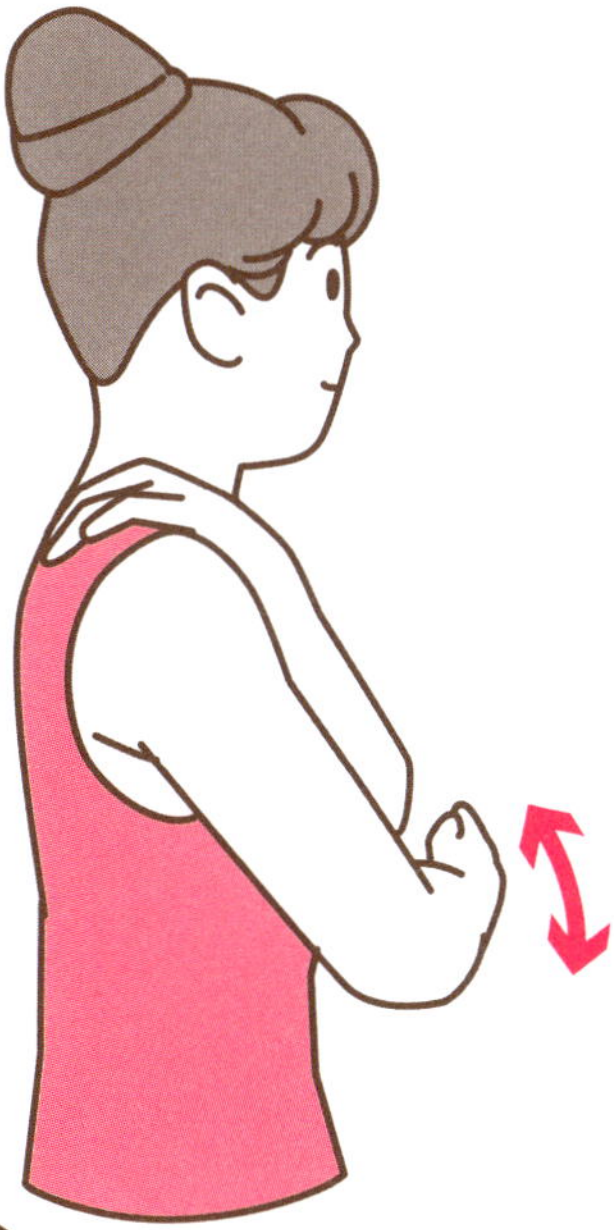

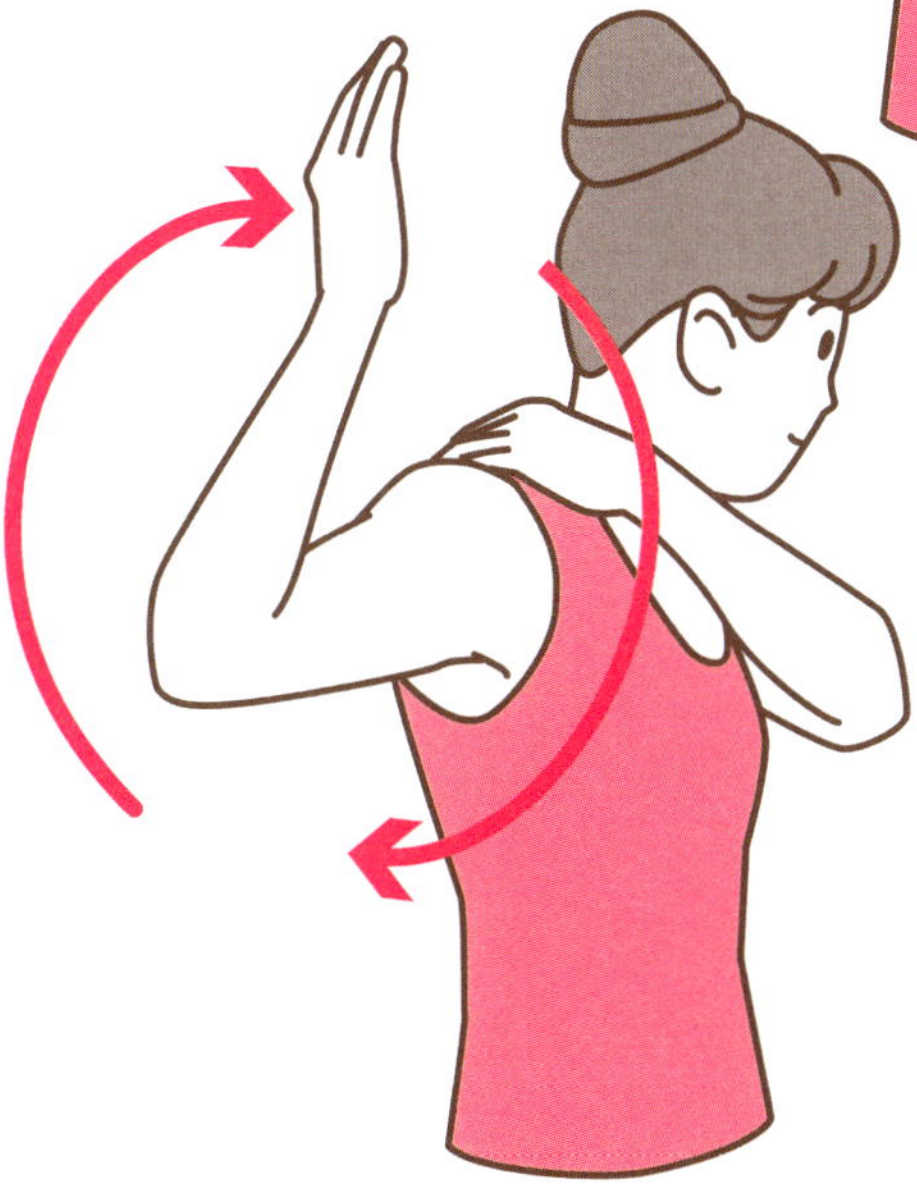

4 ポイントをしっかり押さえたまま、右腕を後ろから前へ1分間回す。反対側についても同様に行う。

肩甲骨付近の筋膜の癒着をとるマッサージ②

1 仰向けに寝て、腰のあたりにクッションか枕を2個重ねて置く。肩甲骨と背骨の間の左側のⒶの位置にテニスボールを1個置いて、ボールに体重をかける。

2 1の体勢で左手を軽くにぎり、左の肘を曲げて、大きな円を描くつもりで腕を1分間回す。ⒷⒸⒹについても同様に行う。右側のⒶⒷⒸⒹについても同様に行う。

マッサージポイント

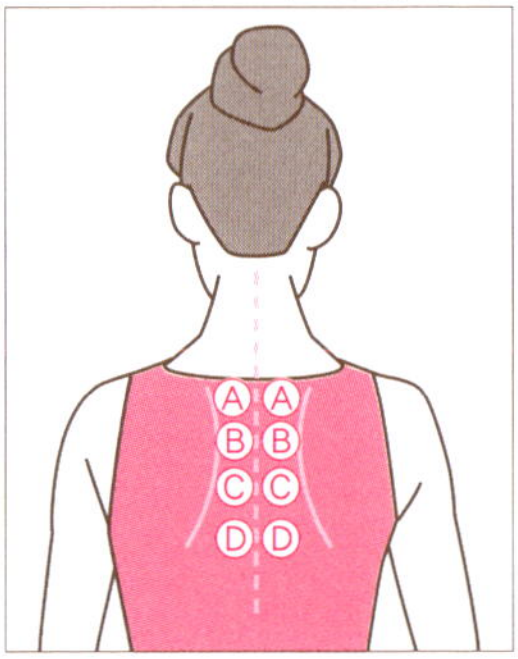

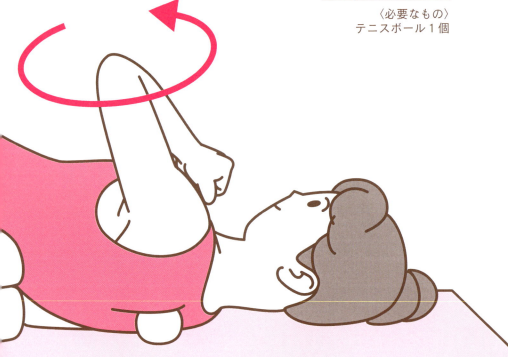

〈必要なもの〉
テニスボール1個

肩甲骨の内側部分の４つのポイントは、手では押さえるのが難しい場所。テニスボールなどの道具を使って圧力をかけ、ていねいに癒着をとっていきましょう。

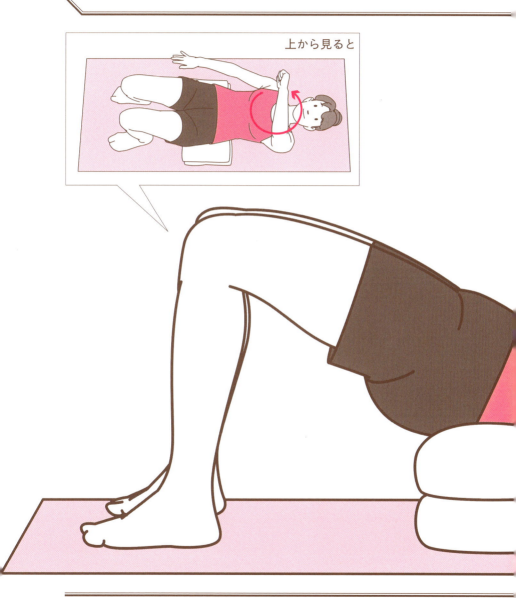

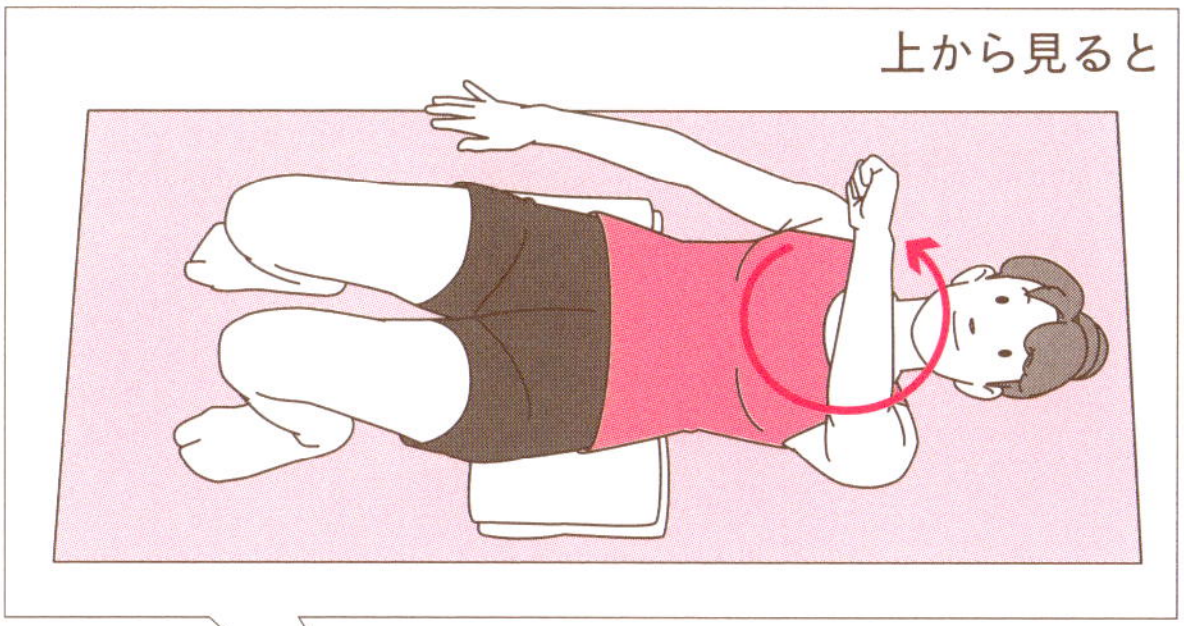

肩こりからくる腕のだるさを解消するマッサージ

マッサージポイント

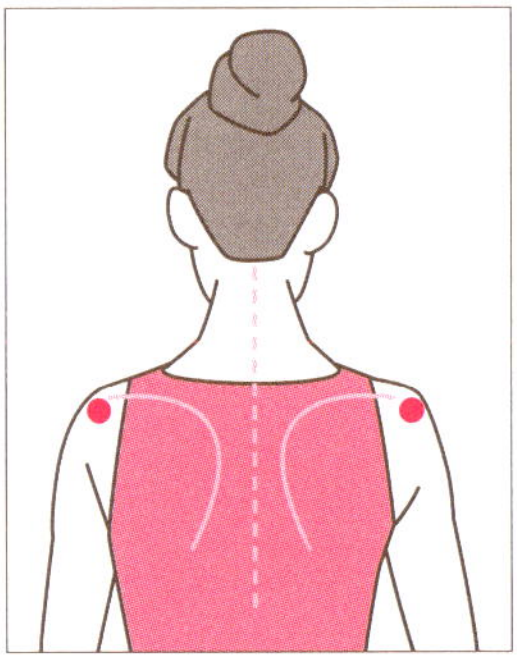

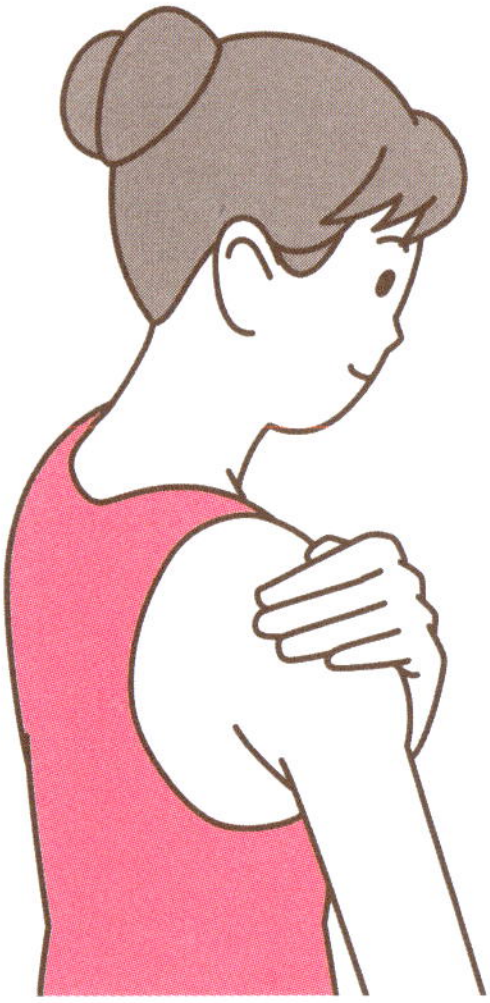

1 左手の親指をのぞく４本の指をそろえて、右肩の肩甲骨の一番外側の肩甲骨と肩関節がつながっている箇所の真下あたりにあるポイントを押さえる。

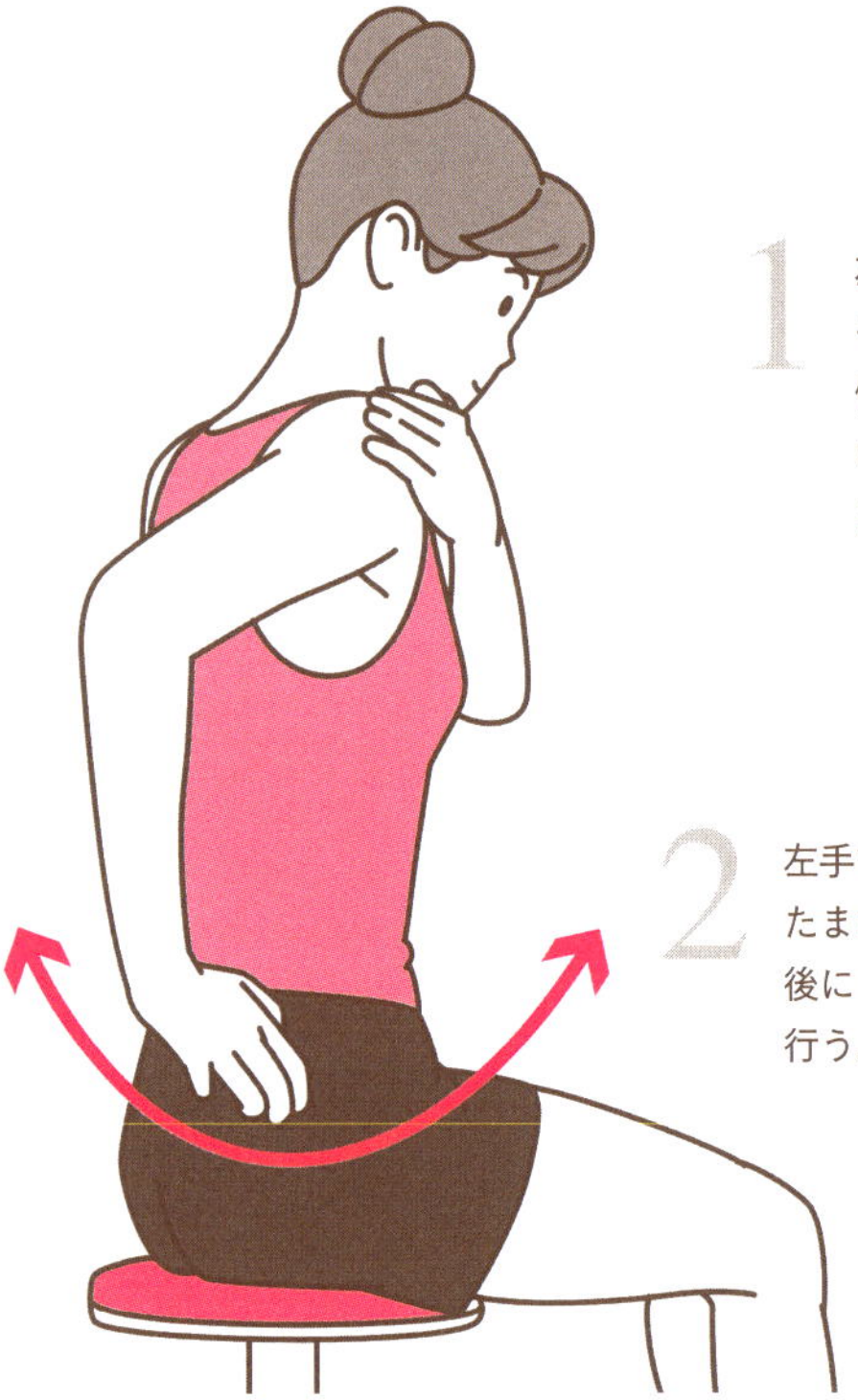

2 左手でポイントをしっかり押さえたまま、右手の肘を軽く曲げ、前後に１分間振る。反対側も同様に行う。

肩こりがひどくなると、首や肩の周囲の筋肉がこるだけでなく、腕全体がだる重くなり、ひどいときには痛みが出ることがあります。肩のつけねや肩甲骨の上にある筋膜のゆがみや癒着をとることで、腕のだるさや重さを改善することができます。

マッサージポイント

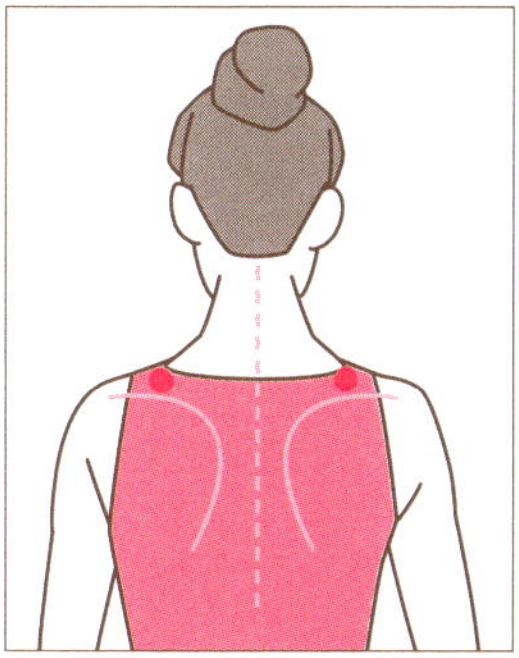

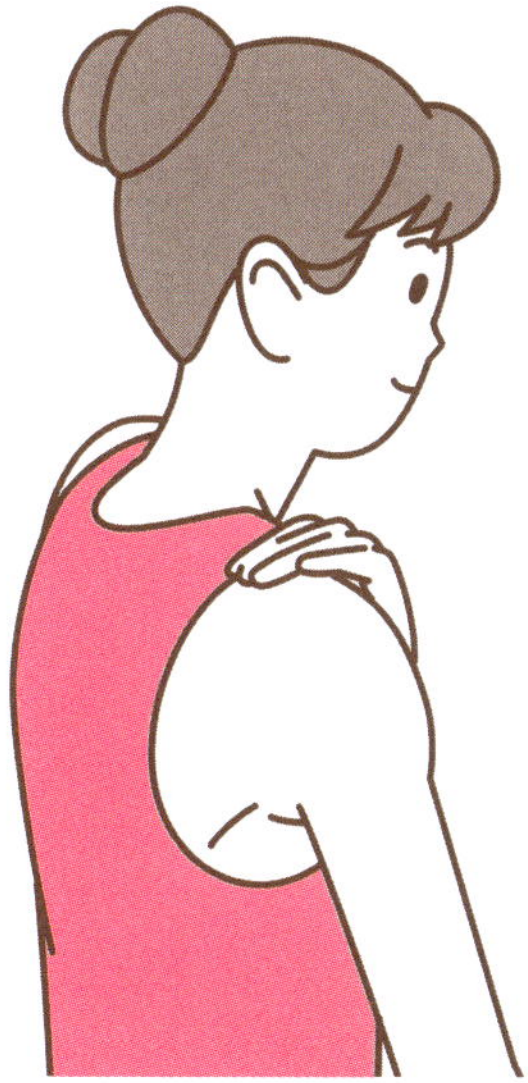

1　左手の親指をのぞく４本の指をそろえて、右肩の肩甲骨のすぐ上にあるポイントを押さえる。

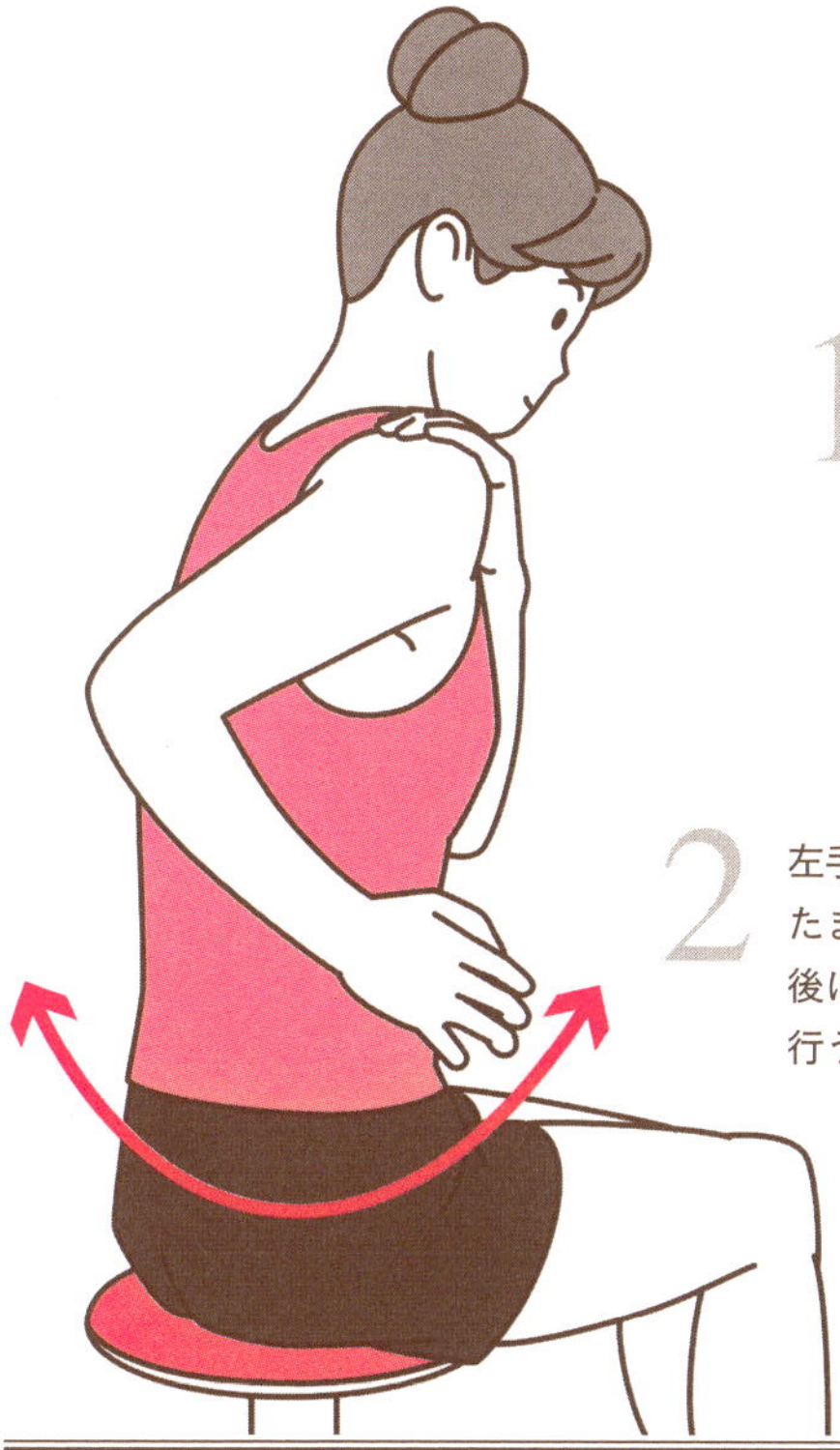

2　左手でポイントをしっかり押さえたまま、右手の肘を軽く曲げ、前後に１分間振る。反対側も同様に行う。

肩こりからくる手先のしびれを解消するマッサージ

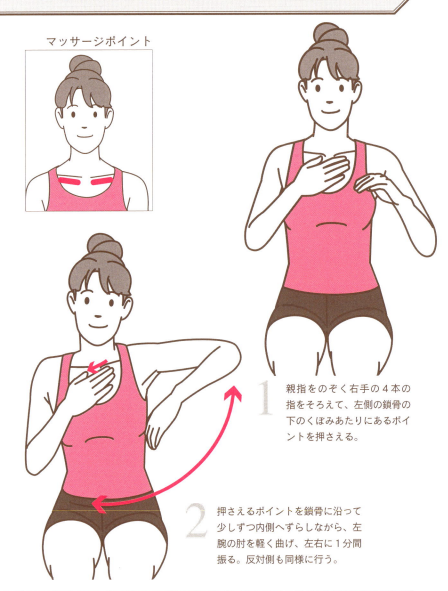

マッサージポイント

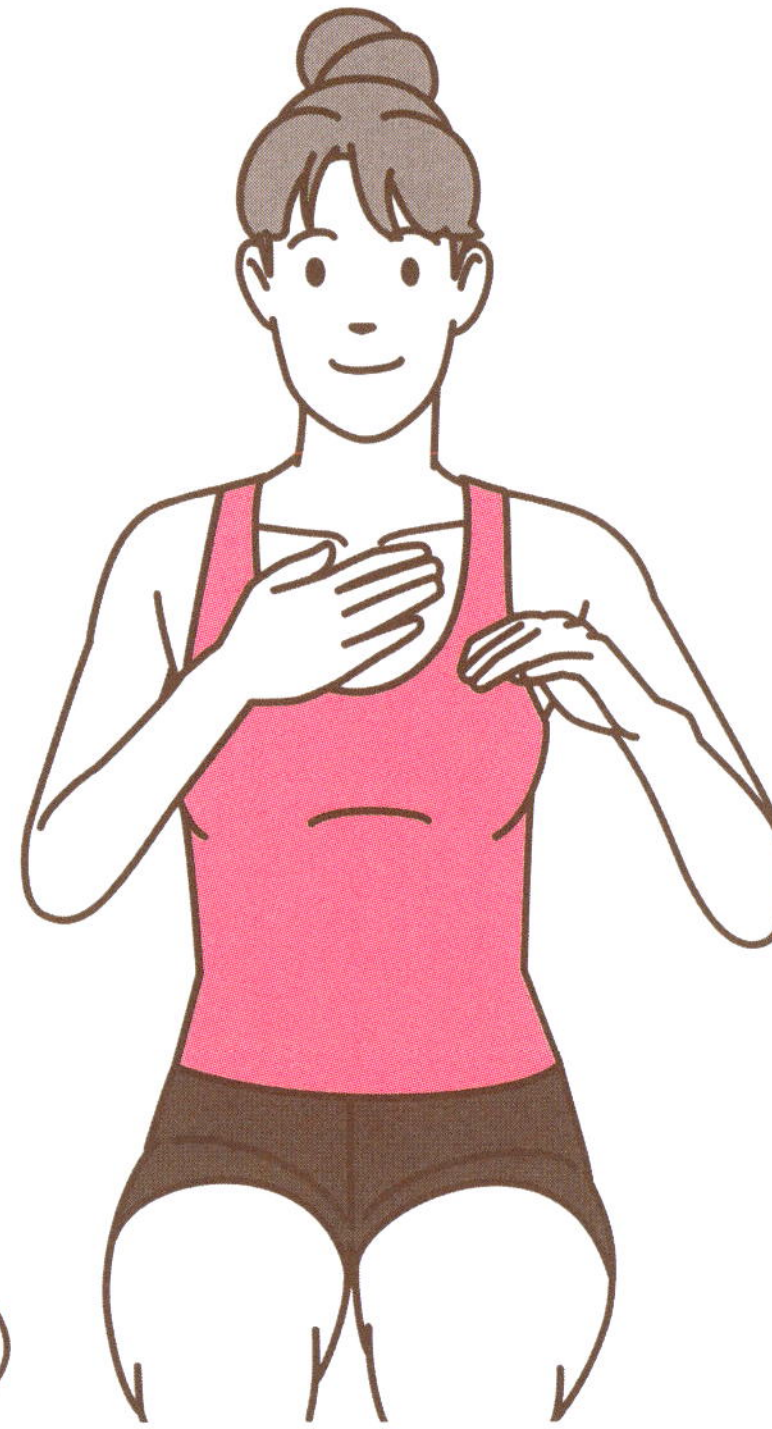

1 親指をのぞく右手の４本の指をそろえて、左側の鎖骨の下のくぼみあたりにあるポイントを押さえる。

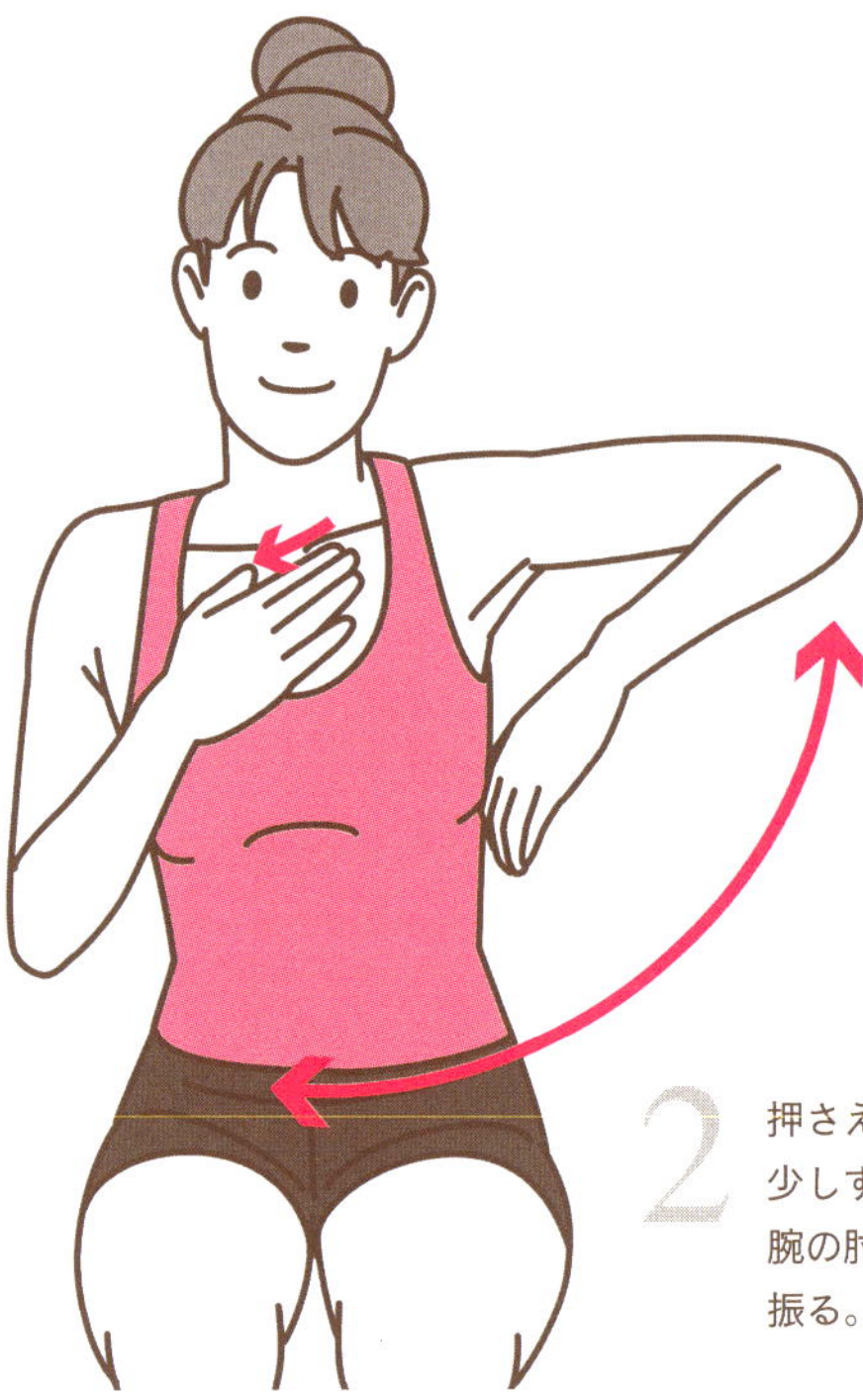

2 押さえるポイントを鎖骨に沿って少しずつ内側へずらしながら、左腕の肘を軽く曲げ、左右に１分間振る。反対側も同様に行う。

強い肩こりに悩まされている方の中には、指先などの手にしびれを感じる方もいます。手先がしびれるのは、首もとにある斜角筋という筋肉とその筋膜がこわばってしまっているから。鎖骨の上下をマッサージすることで斜角筋自体もその筋膜も、ほぐすことができます。

マッサージポイント

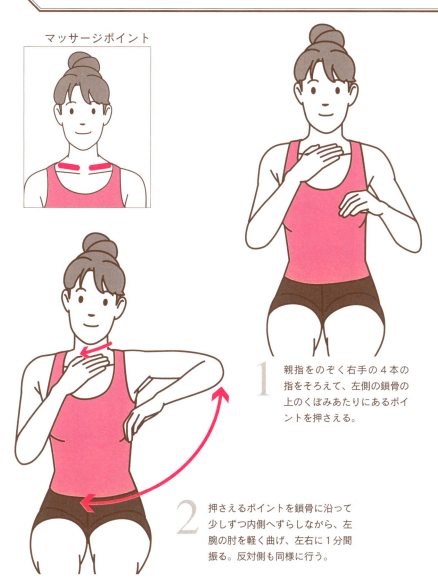

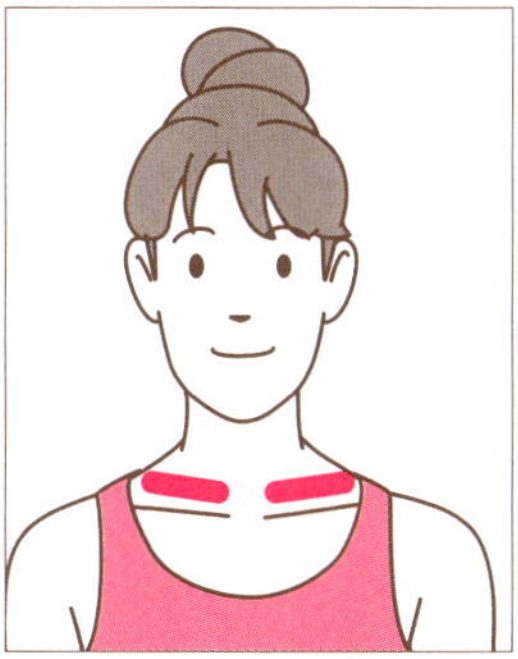

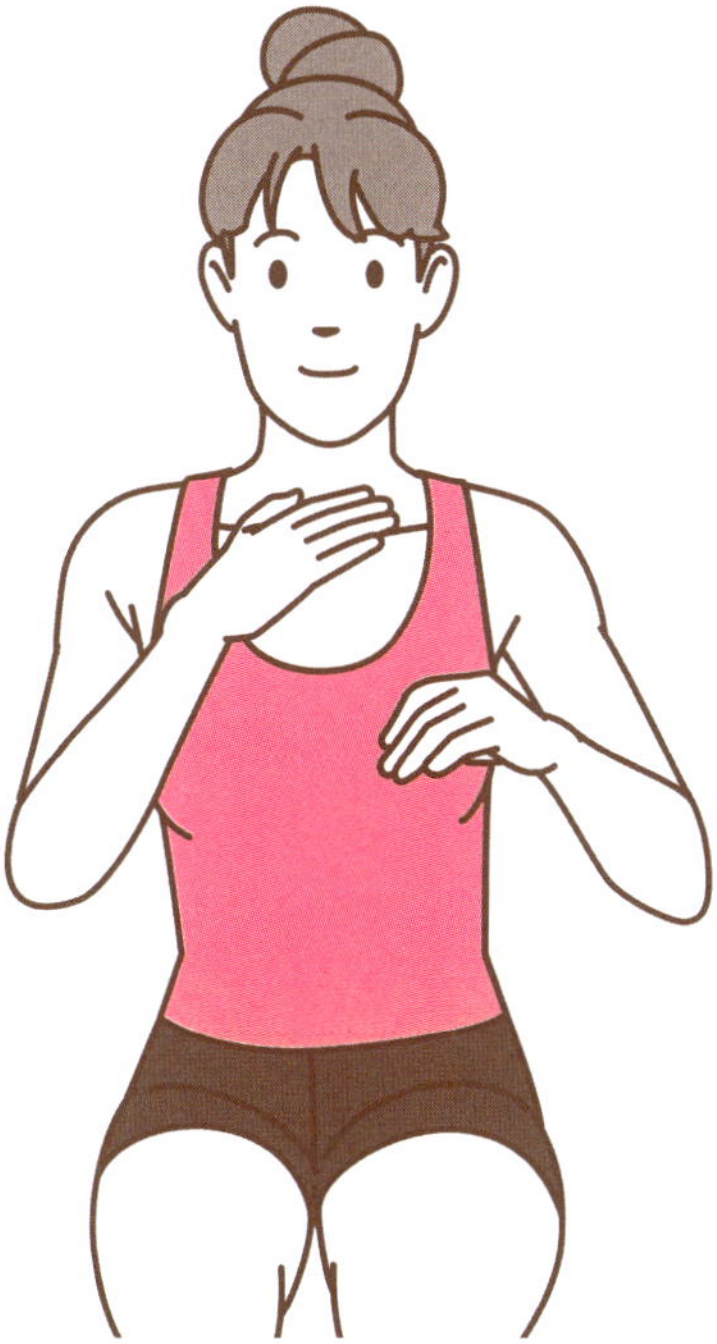

1 親指をのぞく右手の４本の指をそろえて、左側の鎖骨の上のくぼみあたりにあるポイントを押さえる。

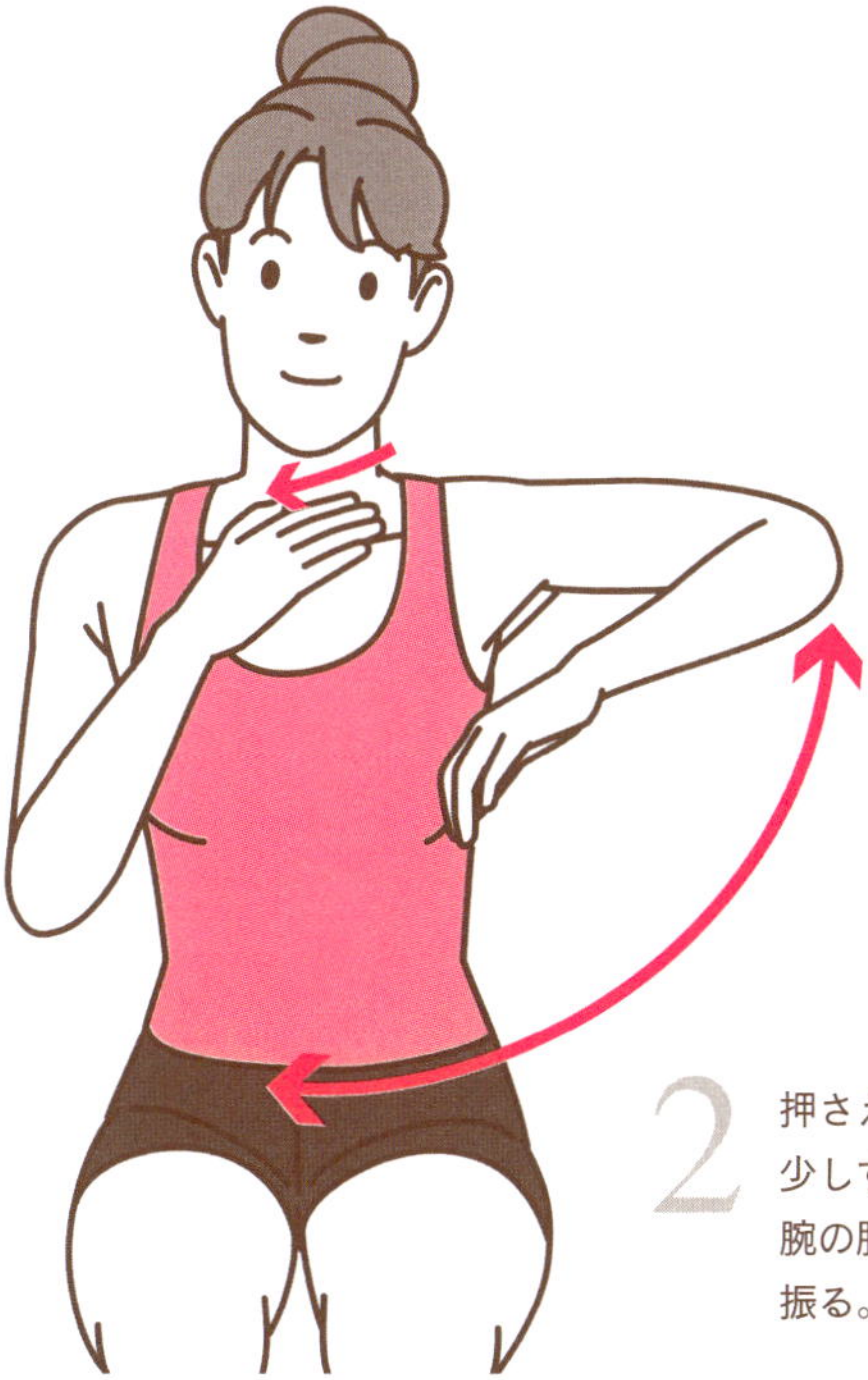

2 押さえるポイントを鎖骨に沿って少しずつ内側へずらしながら、左腕の肘を軽く曲げ、左右に１分間振る。反対側も同様に行う。

首と肩甲骨まわりの筋肉をリラックスさせるエクササイズ

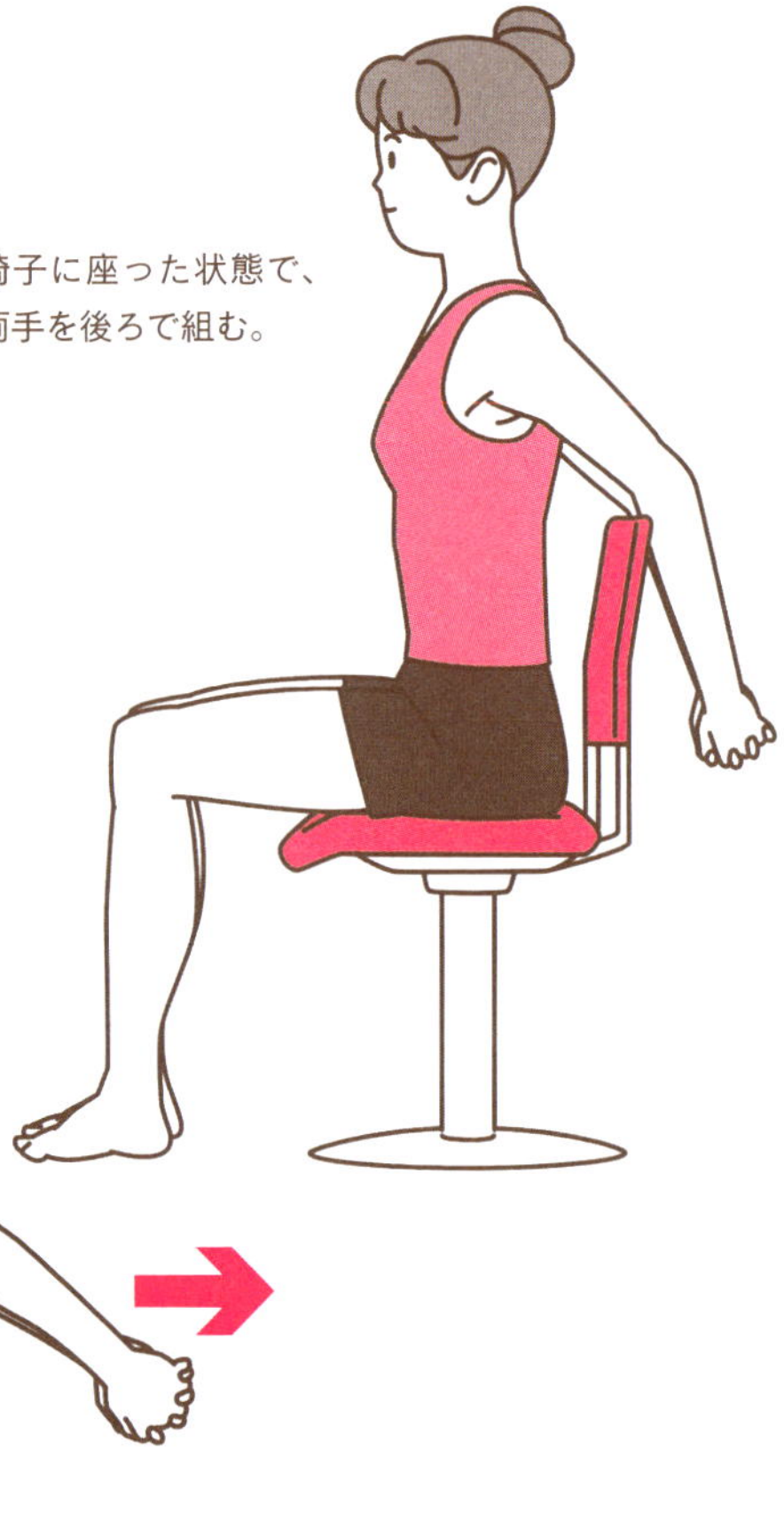

1 椅子に座った状態で、
両手を後ろで組む。

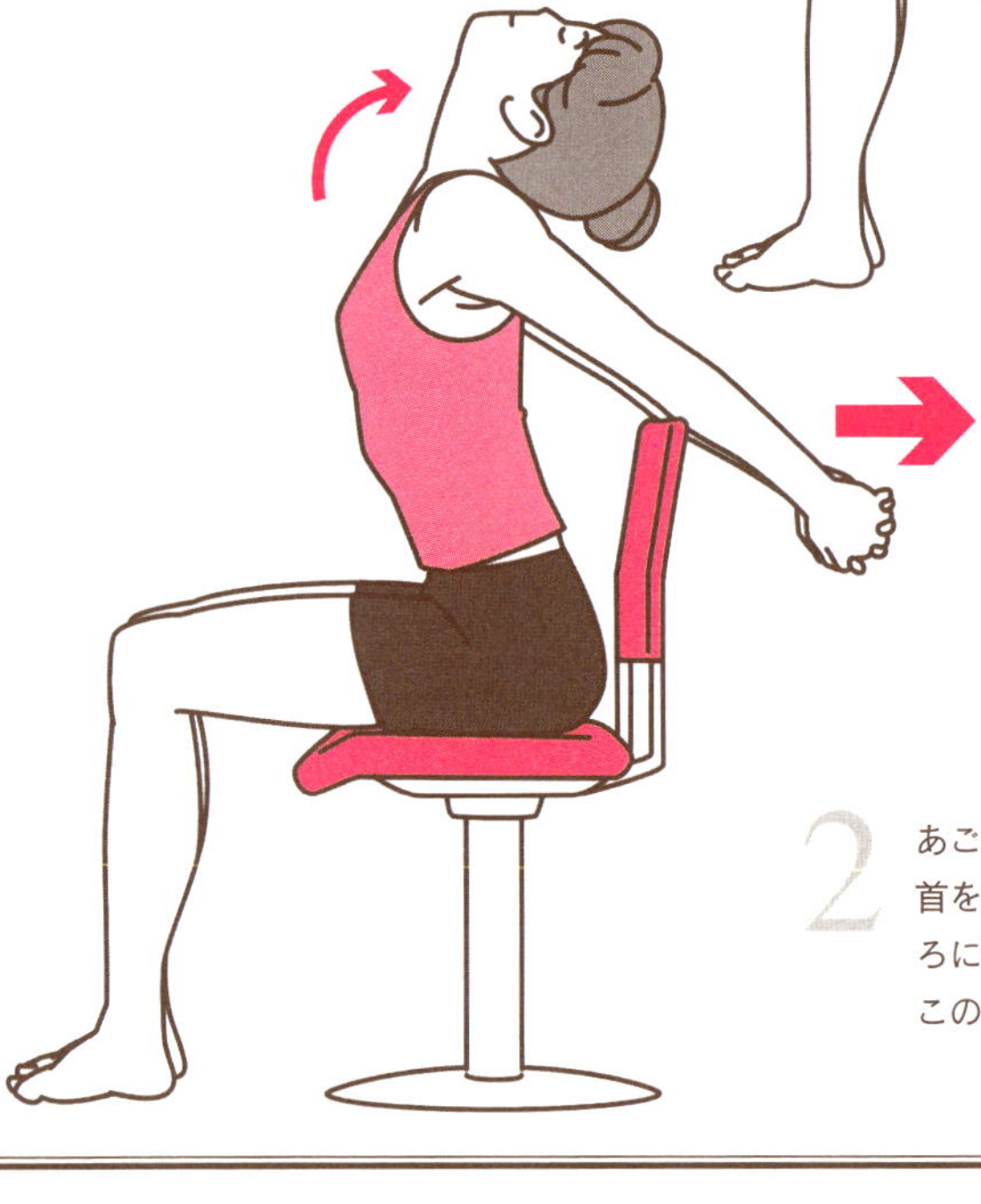

2 あごを上げるように意識しながら
首を大きく後ろへそらし、腕を後
ろに引っ張り、思いきり胸を張る。
この状態を 30 秒キープする。

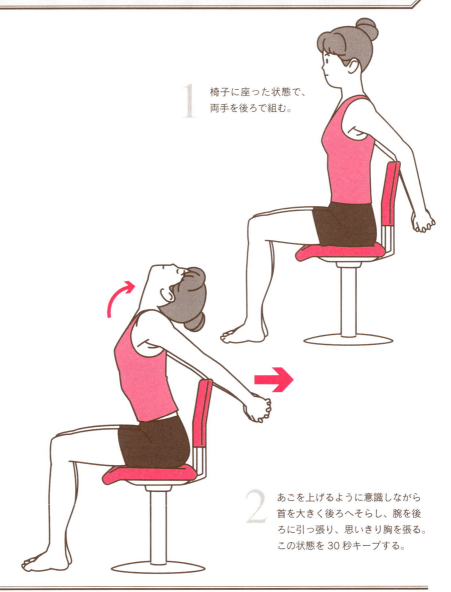

肩こりがひどい人は、首や肩甲骨まわりの筋肉や筋膜がガチガチに拘縮しています。筋膜リセットで筋膜のゆがみをとると同時に、首や肩甲骨付近の筋肉を思いきり伸ばして動かすことで、肩こりの改善に大きな効果が得られます。

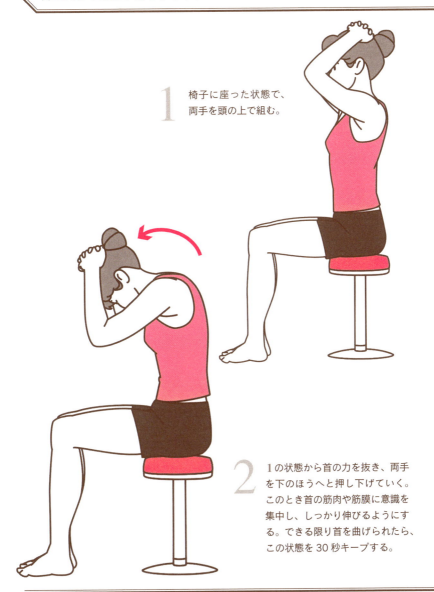

1 椅子に座った状態で、両手を頭の上で組む。

2 1の状態から首の力を抜き、両手を下のほうへと押し下げていく。このとき首の筋肉や筋膜に意識を集中し、しっかり伸びるようにする。できる限り首を曲げられたら、この状態を30秒キープする。

大臀筋・中臀筋の筋膜の癒着をとるマッサージ①

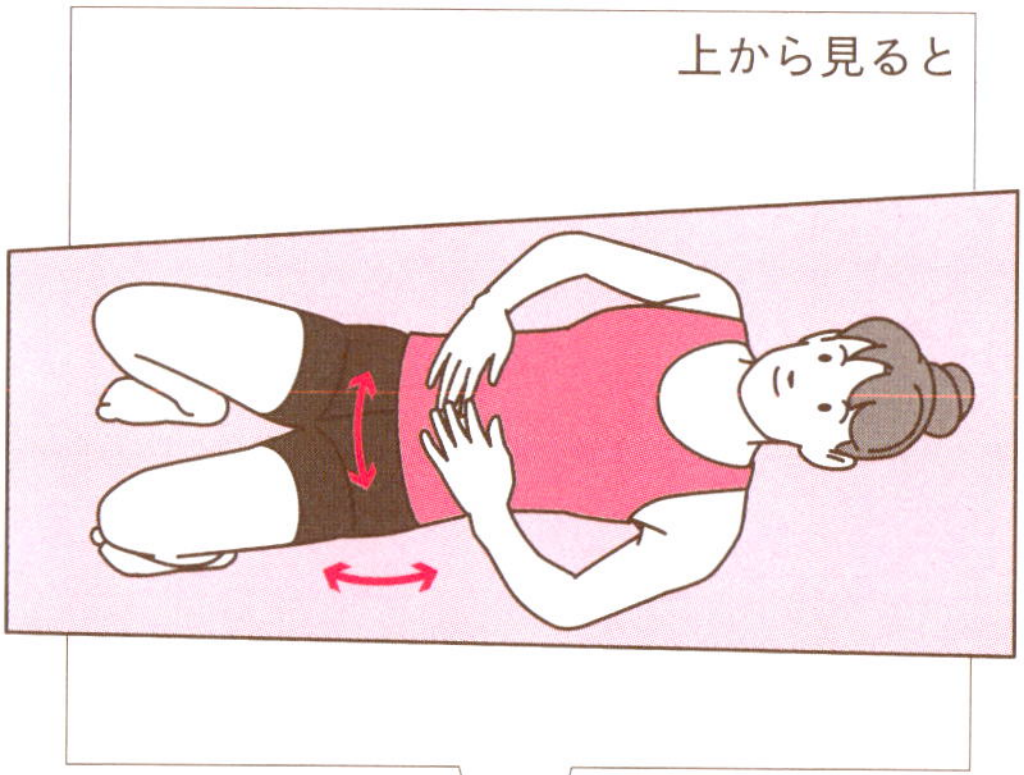

マッサージポイント

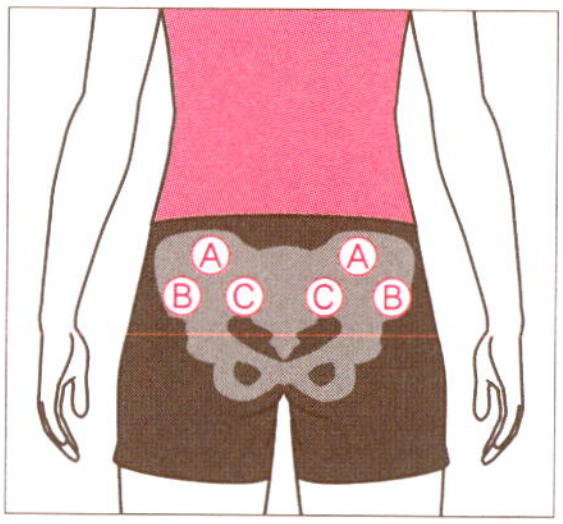

〈必要なもの〉
テニスボール２個

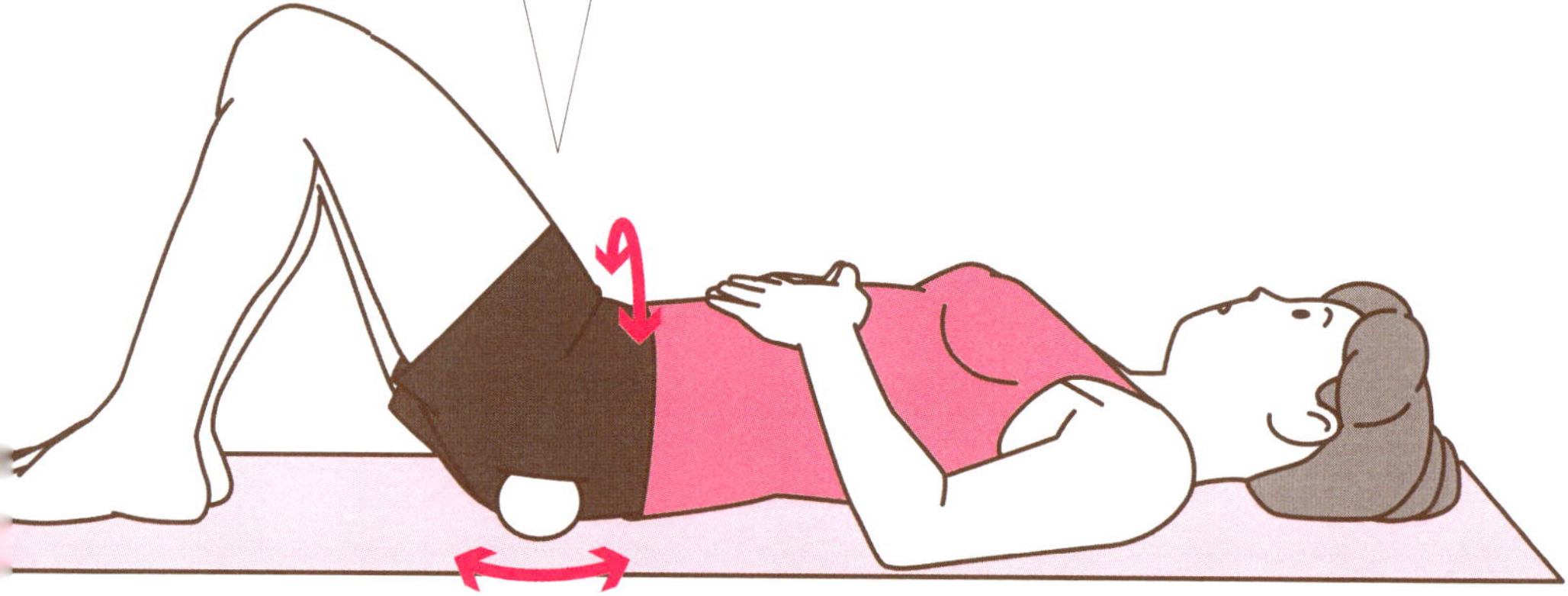

1 仰向けに寝て、両膝を立てる。腰の少し下、お尻のふくらみがはじまる前あたりに左右等距離であるⒶの位置にそれぞれテニスボールを置き、体重をかける。

2 1の体勢のまま、腰を軽く前後左右に動かして、テニスボールをお尻で転がすように３分間マッサージをする。このとき、テニスボールの位置がずれないように注意。ボールの位置をⒶの斜め下にあるⒷとⒸにそれぞれ置き換えて同様にマッサージを行う。

ゴロ寝しながらできる２つのマッサージで大臀筋と中臀筋を刺激し、両方の筋膜の癒着をとりましょう。はじめのうちは、痛みを感じるかもしれません。あまりに痛い場合は、手を床について体重を分散させたり、膝を曲げる角度を工夫したりしましょう。

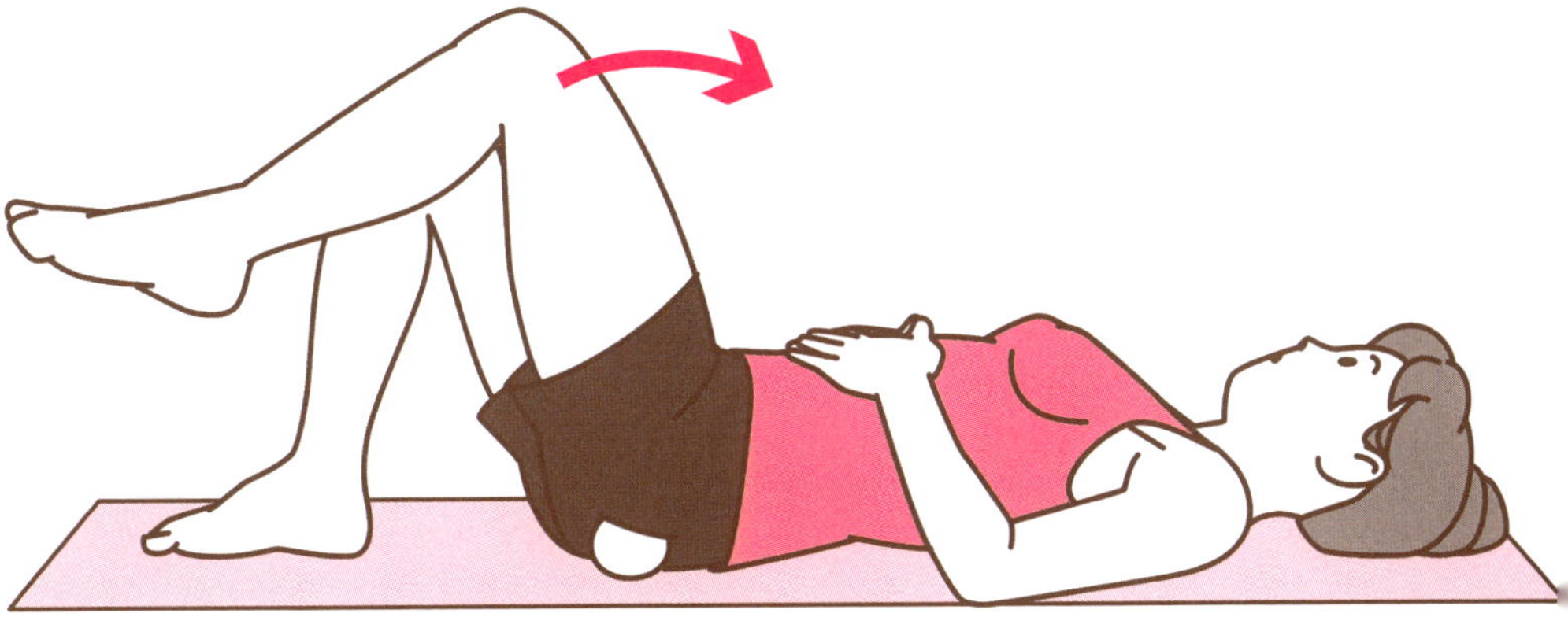

1　仰向けに寝て、両膝を立てる。左右のⒶの位置にそれぞれテニスボールを置き、体重をかける。左脚を床から離し、膝をゆっくりと深く曲げる。

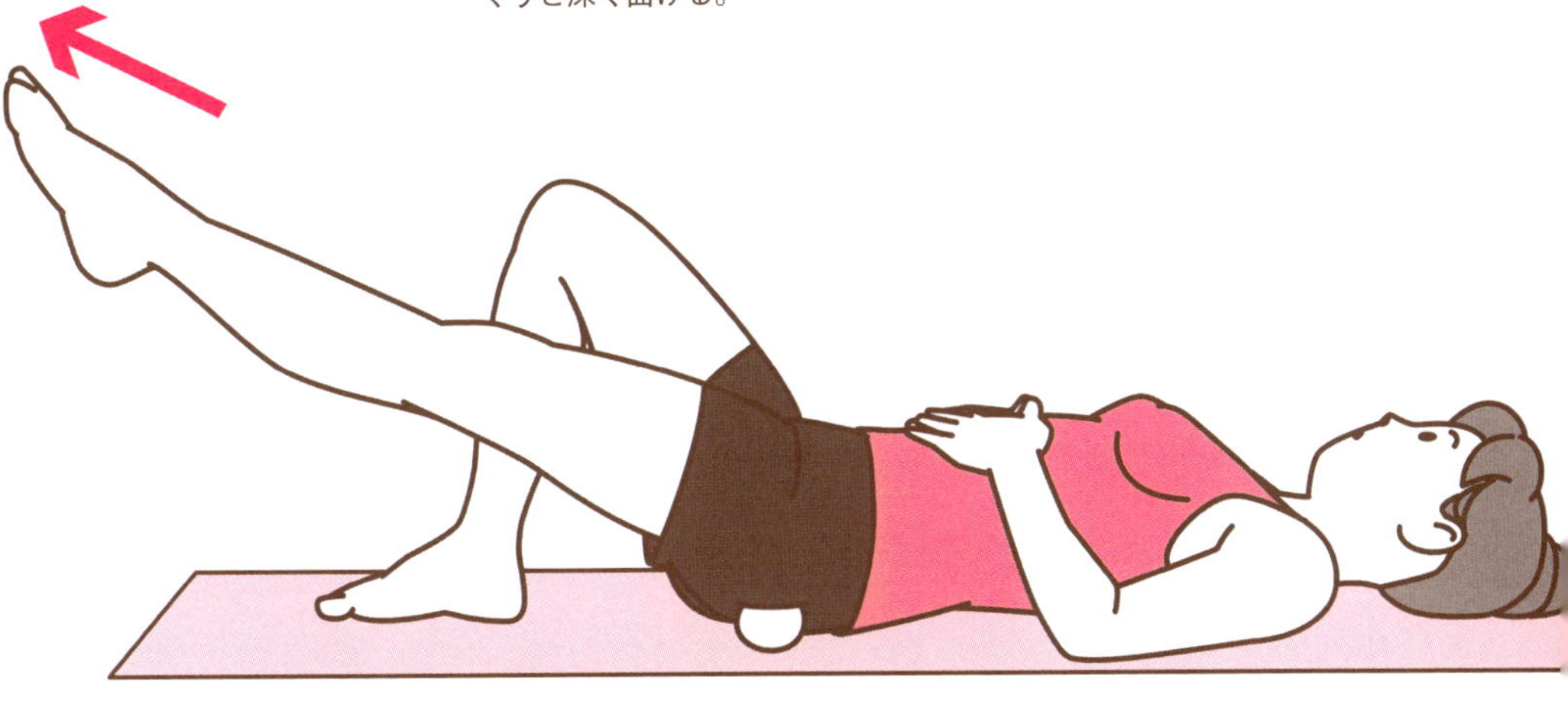

2　曲げた左脚をゆっくり伸ばす。伸ばしきったら膝を再び曲げる。これを10回繰り返す。右脚も同様に行う。続いてテニスボールをⒷⒸの位置にずらして同様にマッサージを行う。

大臀筋・中臀筋の筋膜の癒着をとるマッサージ②

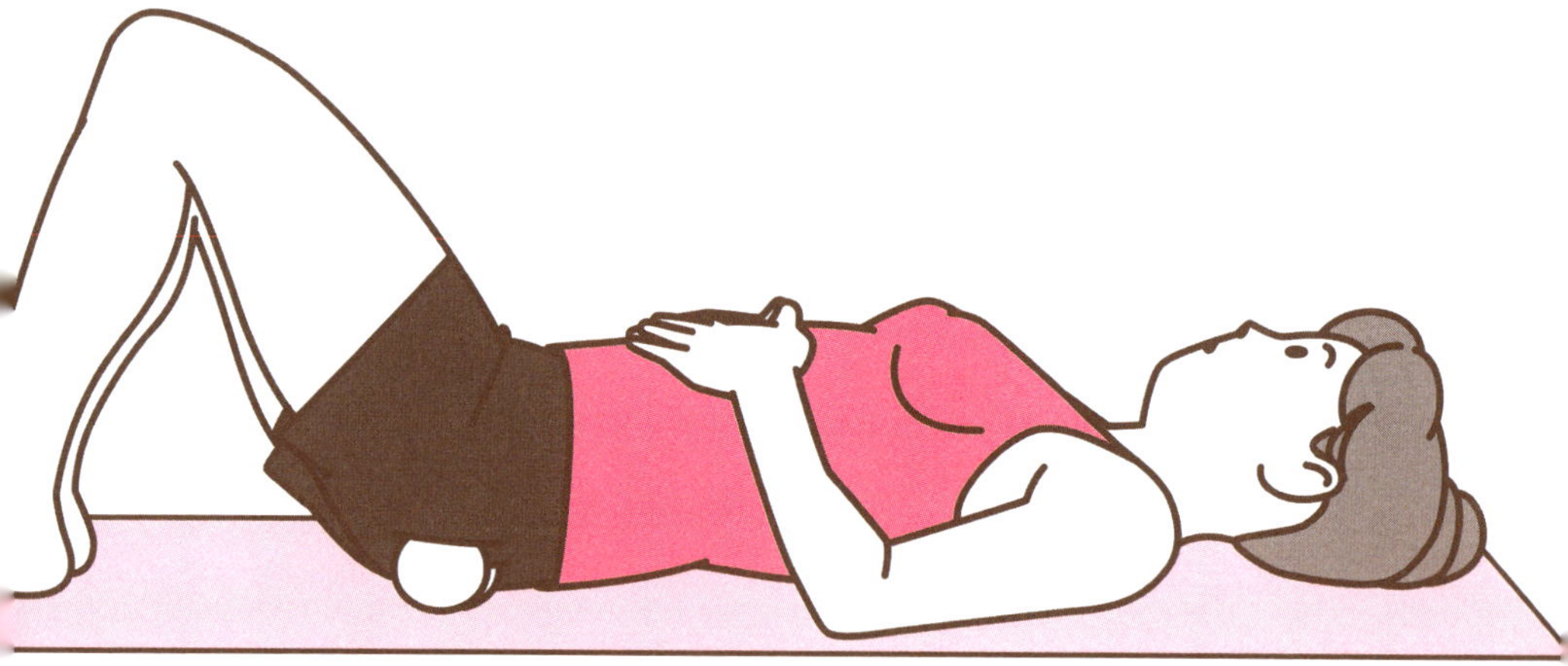

1 仰向けに寝て、両膝を立てる。左側の尻のふくらみがはじまる前あたりにあるⒶの位置に横置きするようにテニスボールを2個置き、体重をかける。

マッサージポイント

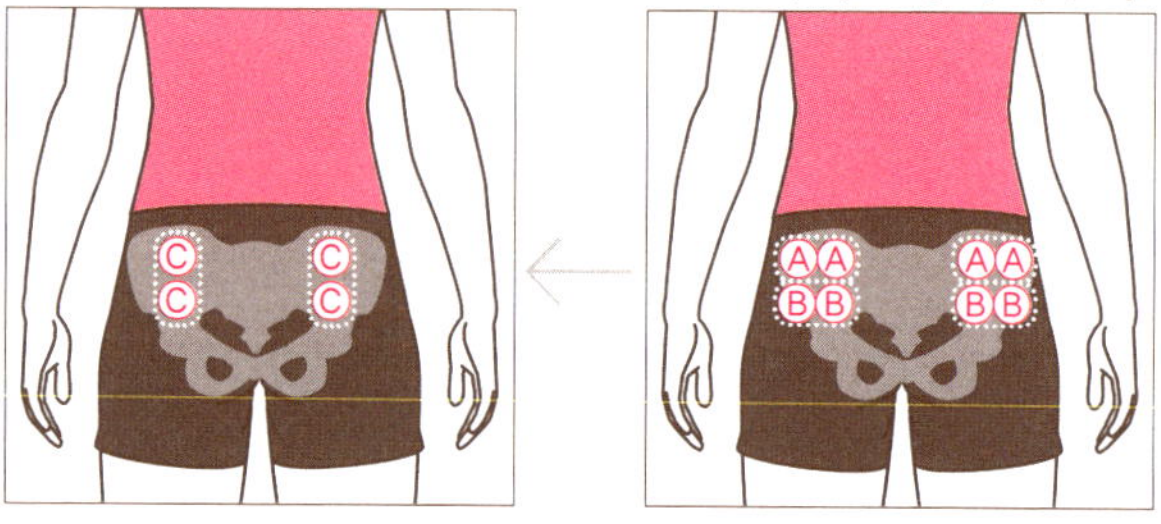

〈必要なもの〉
テニスボール2個

腰痛の最大の原因、大・中臀筋とその筋膜に的を絞ったマッサージです。２つのテニスボールを並べて置くので、痛みは少ないはず。慣れてきたらボールを１個に減らしてみましょう。効果がさらに上がります。

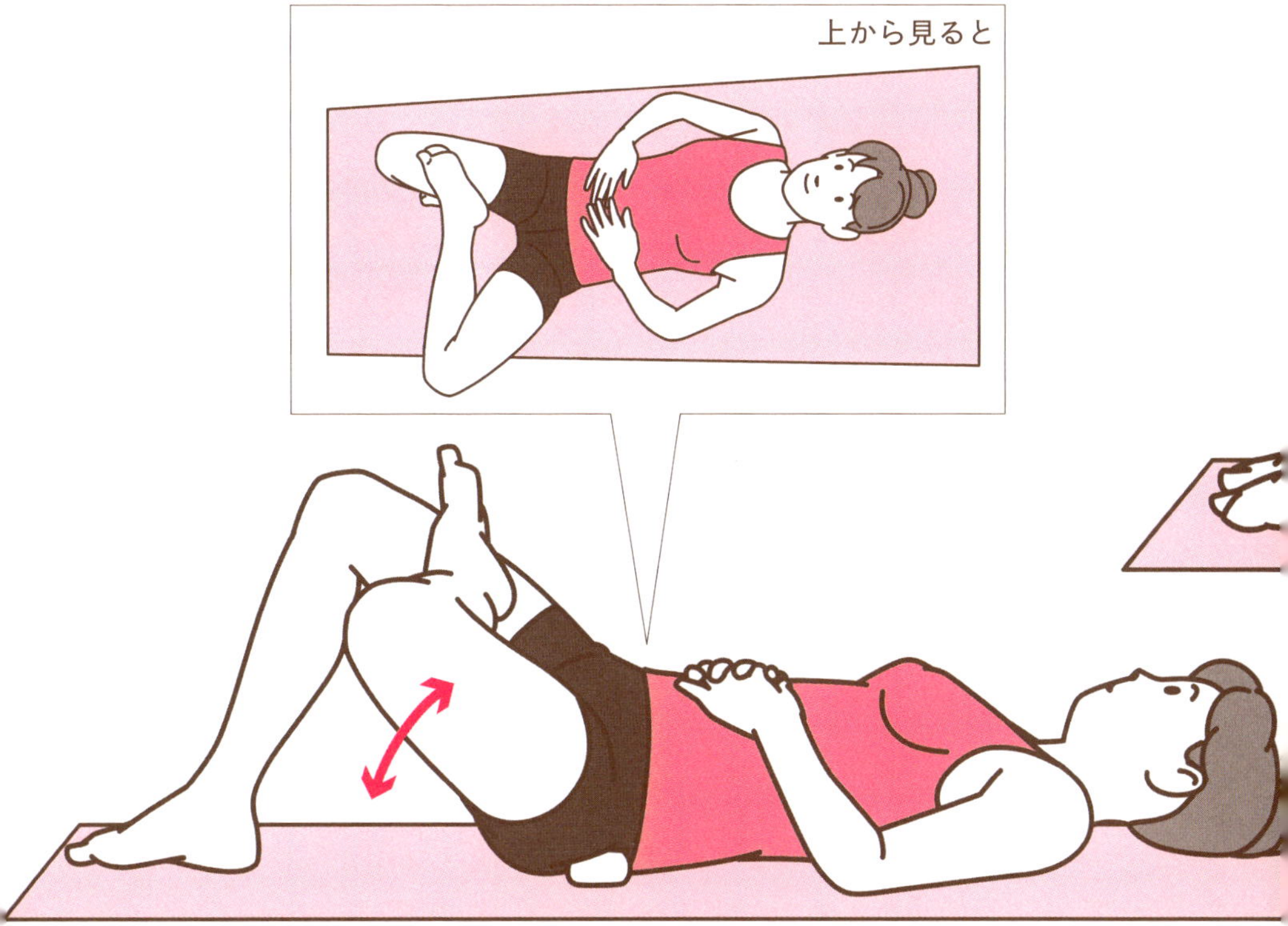

2　左膝を曲げて、右脚の太ももにのせる。この状態のまま、左膝を上下にゆっくり３分間動かす。体を少し左に傾けて左側に重心をかけるとさらに効果が上がる。続いて、右側も同様に行う。

3　ボールをⒶのすぐ下のⒷ、ⒶとⒷの間のⒸの位置にずらして同様にマッサージする。慣れてきたらボールのどちらかを減らし、ボールを１個にしてみるとより効果が出る。

中臀筋の側面の筋膜の癒着をとるマッサージ

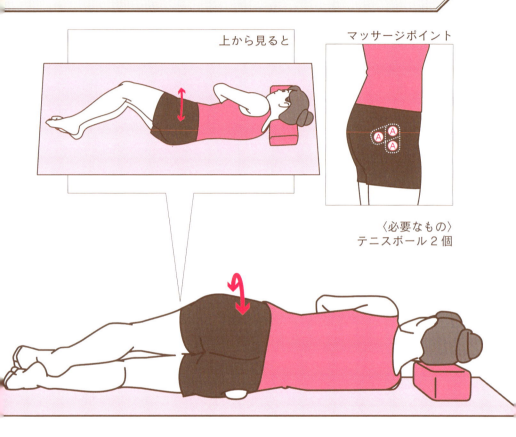

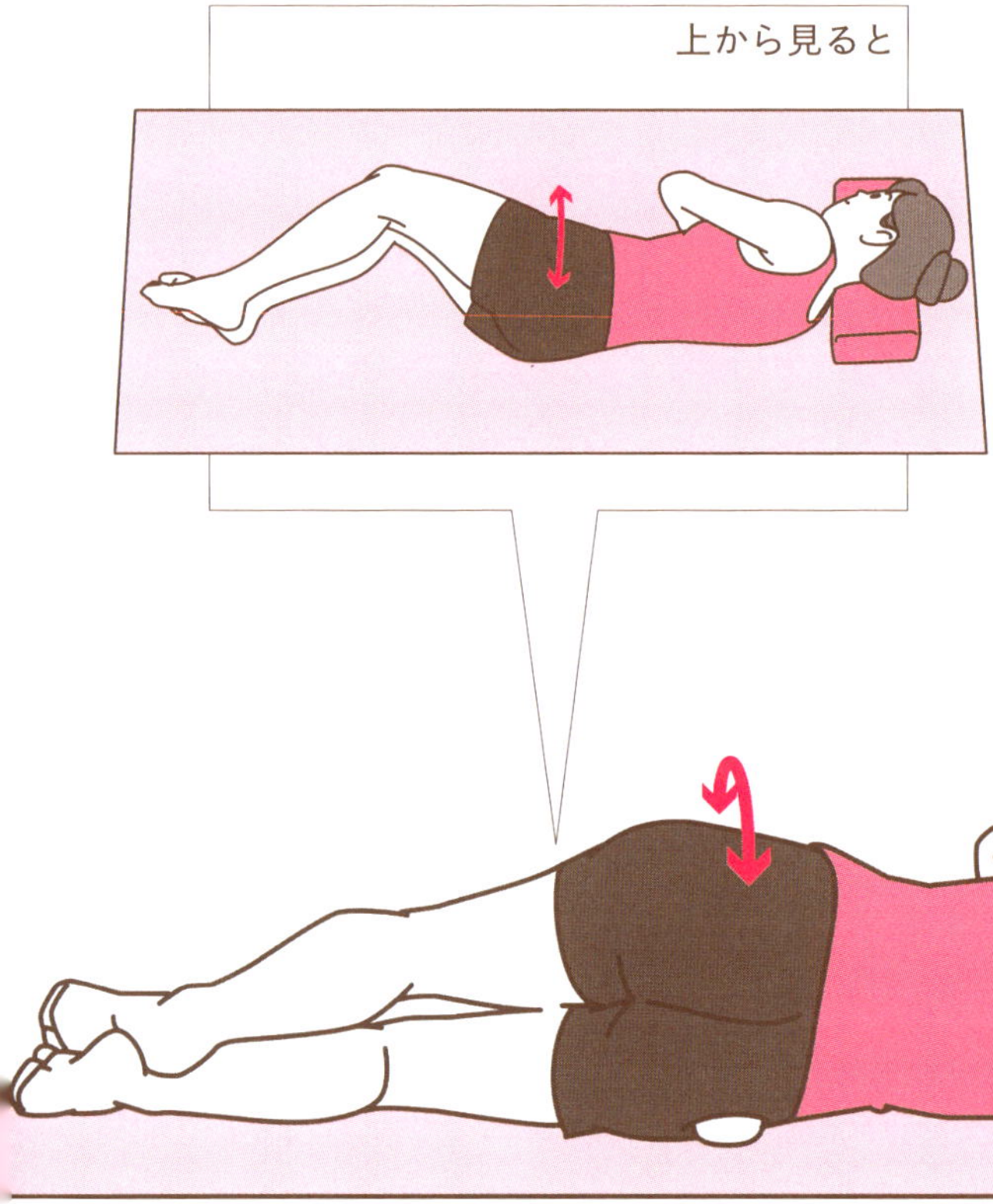

マッサージポイント

〈必要なもの〉
テニスボール２個

1 体の右側を下にして頭に枕をあて横向きに寝そべり、両膝を軽く曲げる。テニスボール２個を腰骨のすぐ下あたりのⒶの位置に並べて置き（横でも縦でもやりやすいほうで可）体重をかける。あまりに痛い場合は、膝に少し体重をかけるなどして負荷を分散させること。

2 1の体勢のまま、腰を軽く前後に動かし３分間マッサージを行う。反対側も同様に行う。慣れてきてさほど痛みを感じなくなったら、ボールを１個に変更する。

中臀筋の側面部分の筋膜に集中的に効かせるマッサージです。テレビを見ながらでも行えますが、痛みを感じやすいマッサージポイントなので、74～77ページのマッサージで臀筋をほぐしてから行うのがおすすめです。

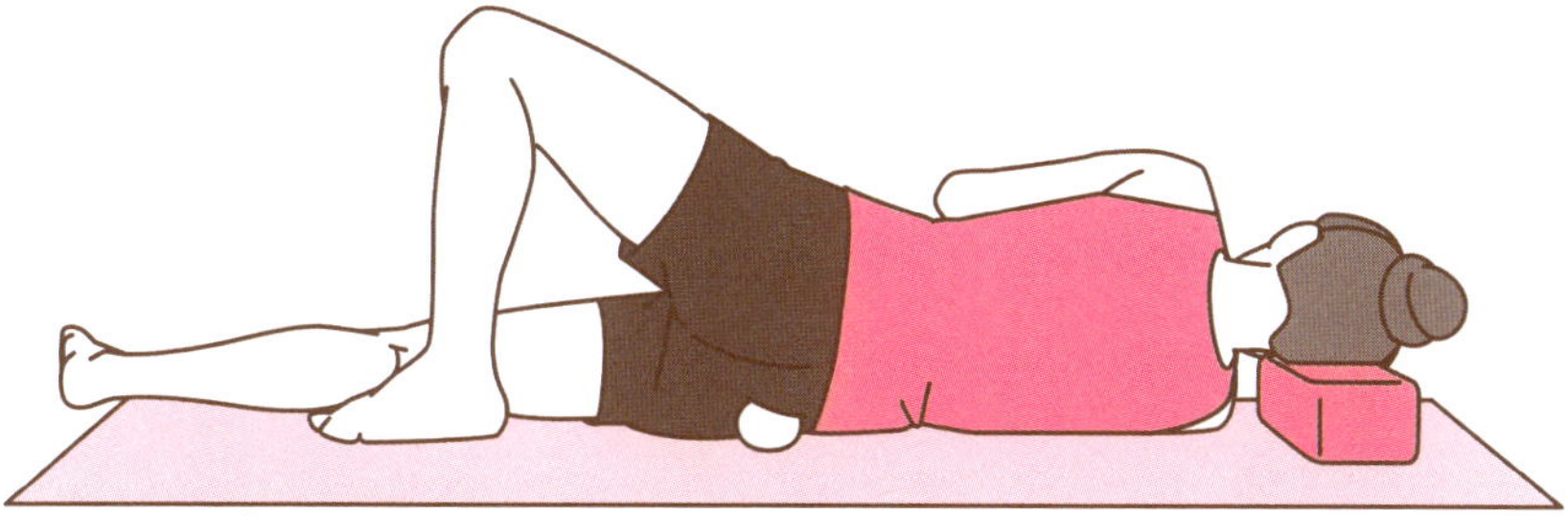

1 体の右側を下にして頭に枕をあて横向きに寝そべり、テニスボールをⒶの位置に２個並べて置き（横でも縦でもやりやすいほうで可）体重をかける。その後、左脚を右脚の後ろに立てて床に足裏をつける。下になっている右脚は側面全体を床につけて、体全体のバランスをとる。

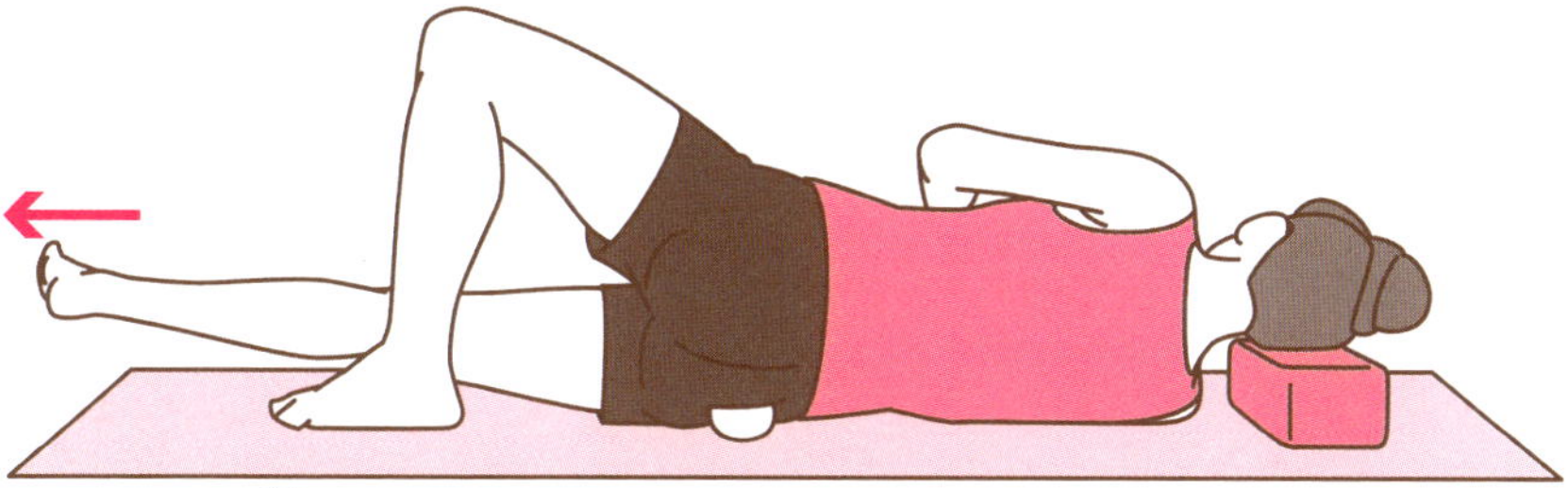

2 1の姿勢から、左脚を軸にして右脚を少し浮かせる。そして、浮かせた右脚の膝をゆっくりと伸ばす。

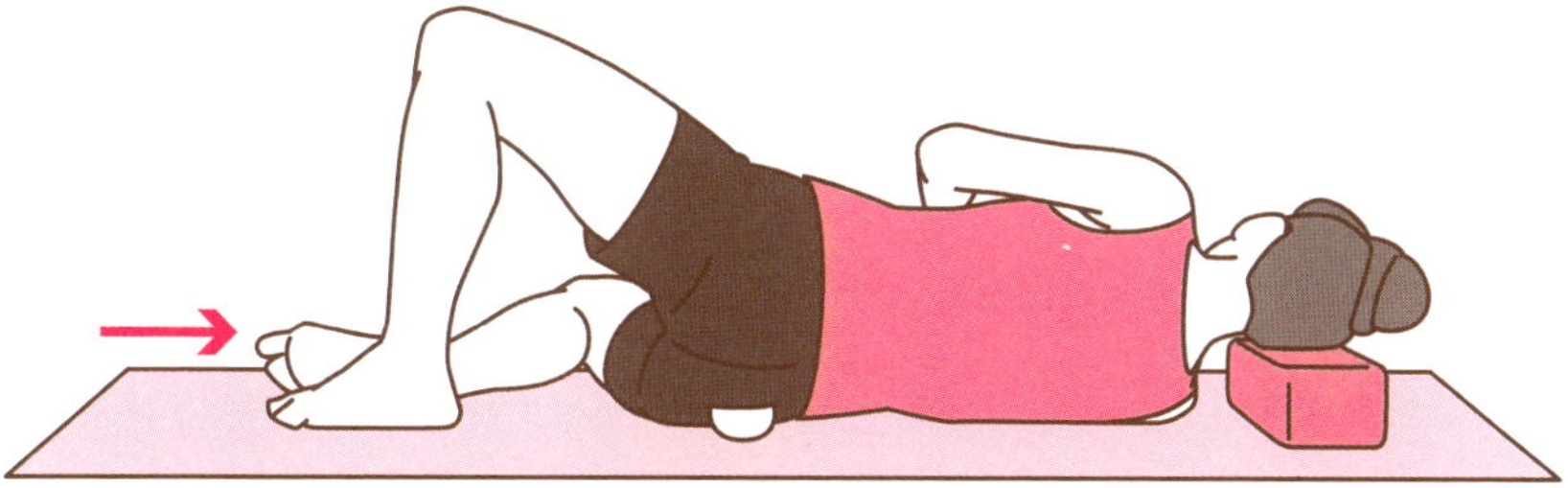

3 できる範囲で膝を伸ばしたら、右膝をゆっくりと曲げる。伸ばしきらず、曲げきらず、できる範囲で動かせばＯＫ。これを10回行う。反対側も同様に行う。

座って行う大臀筋マッサージ

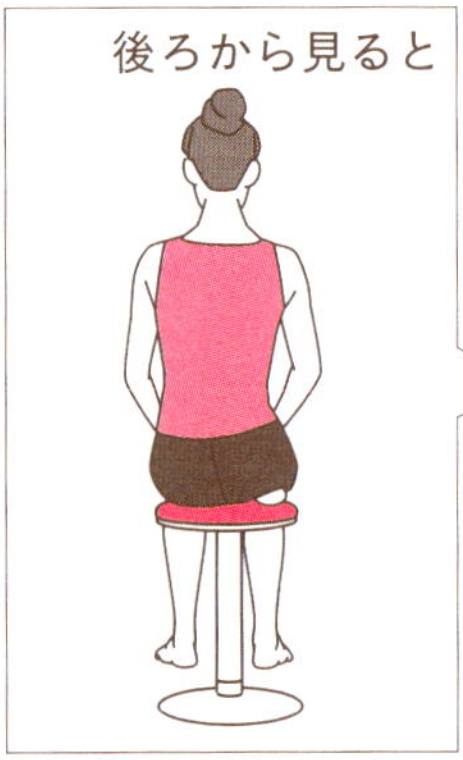

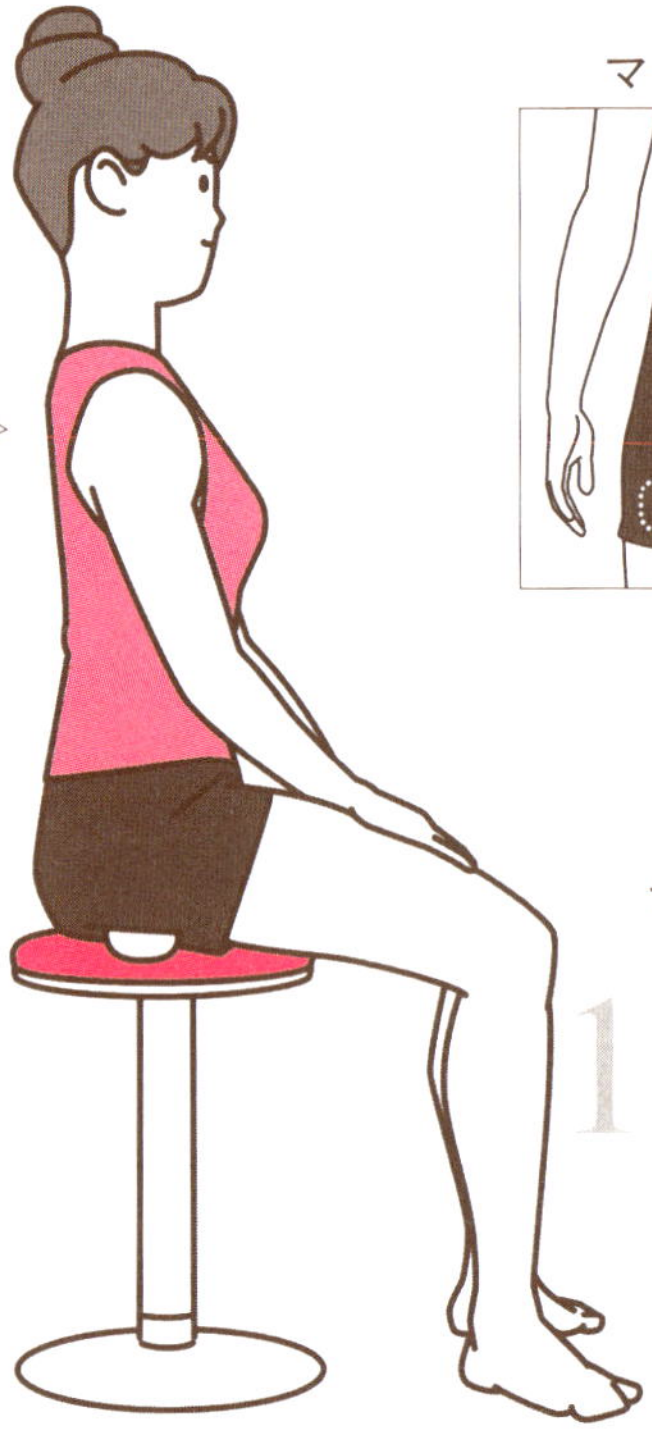

マッサージポイント

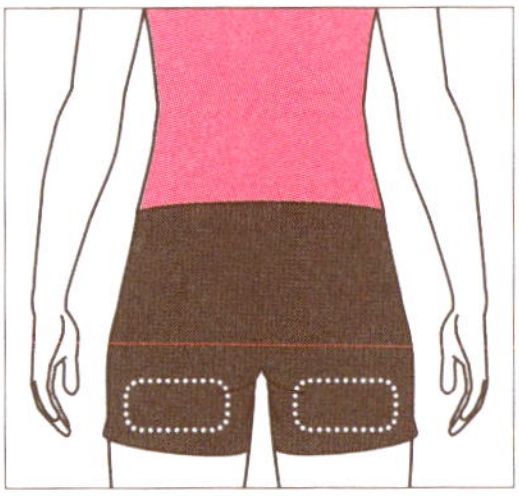

〈必要なもの〉
テニスボール１個

1 背筋を伸ばして、椅子に深く腰かける。右のお尻の下、お尻と脚との境目あたりにボールを置き、体重をかける。

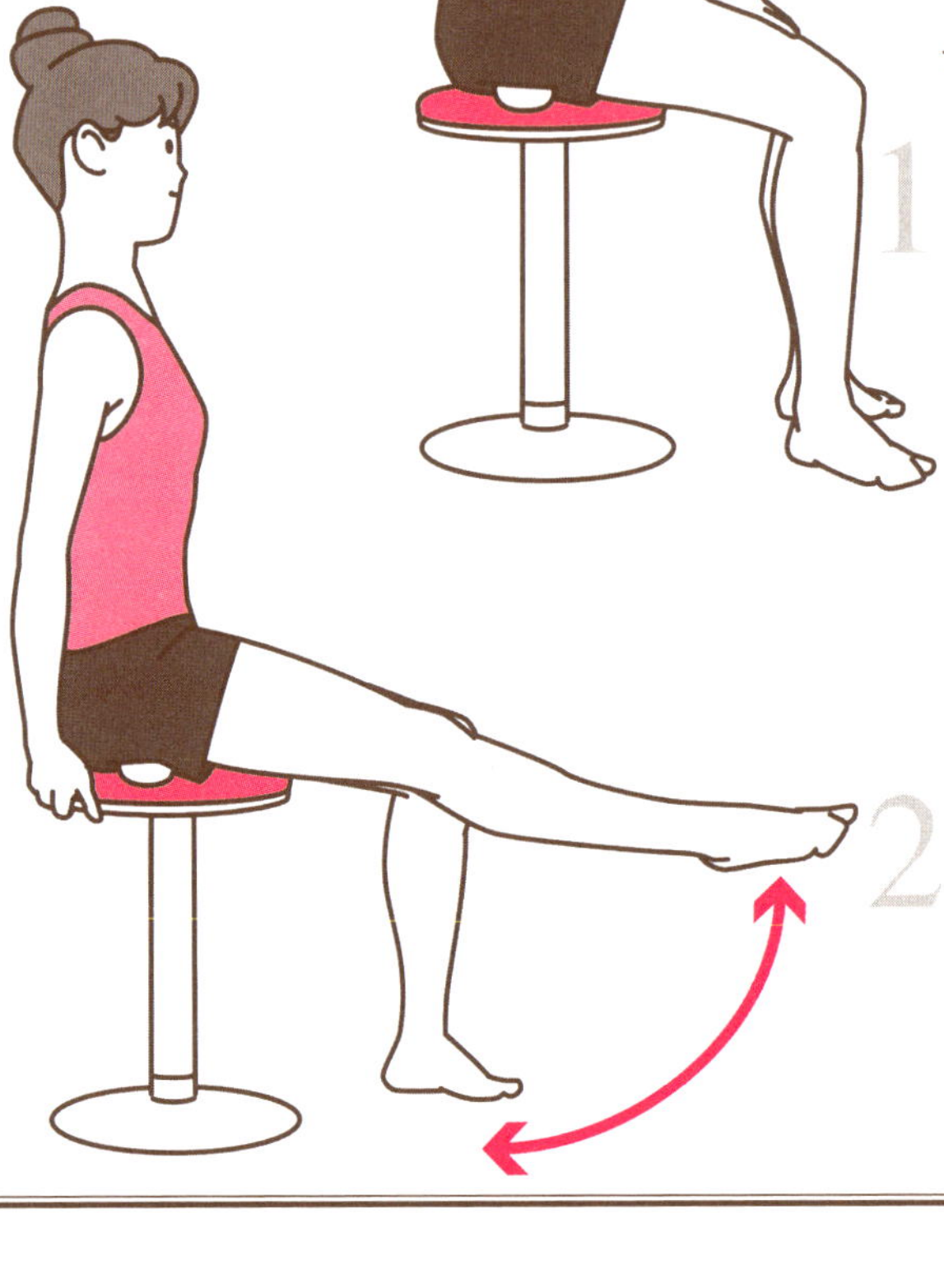

2 両手を椅子にそえてバランスをとりながら、右脚をゆっくり10回、曲げ伸ばしする。次に、ボールを左側に置き換えて、左側も同様に行う。

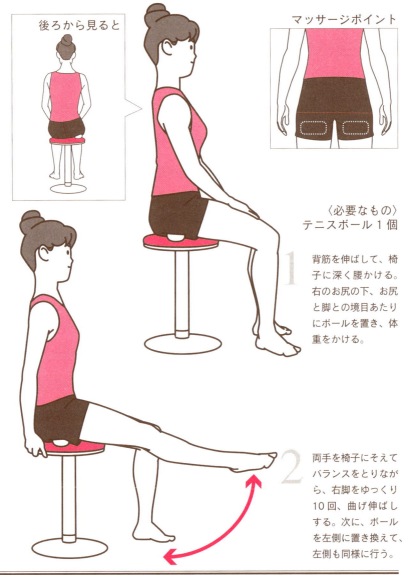

大臀筋の筋膜の癒着やゆがみをとれば、大臀筋がスムーズに動くように。大臀筋がスムーズに動くようになれば、中臀筋への過度な負担も減り、腰痛の解消につながります。座ったままできるから、職場の休み時間などにこっそり行っても。

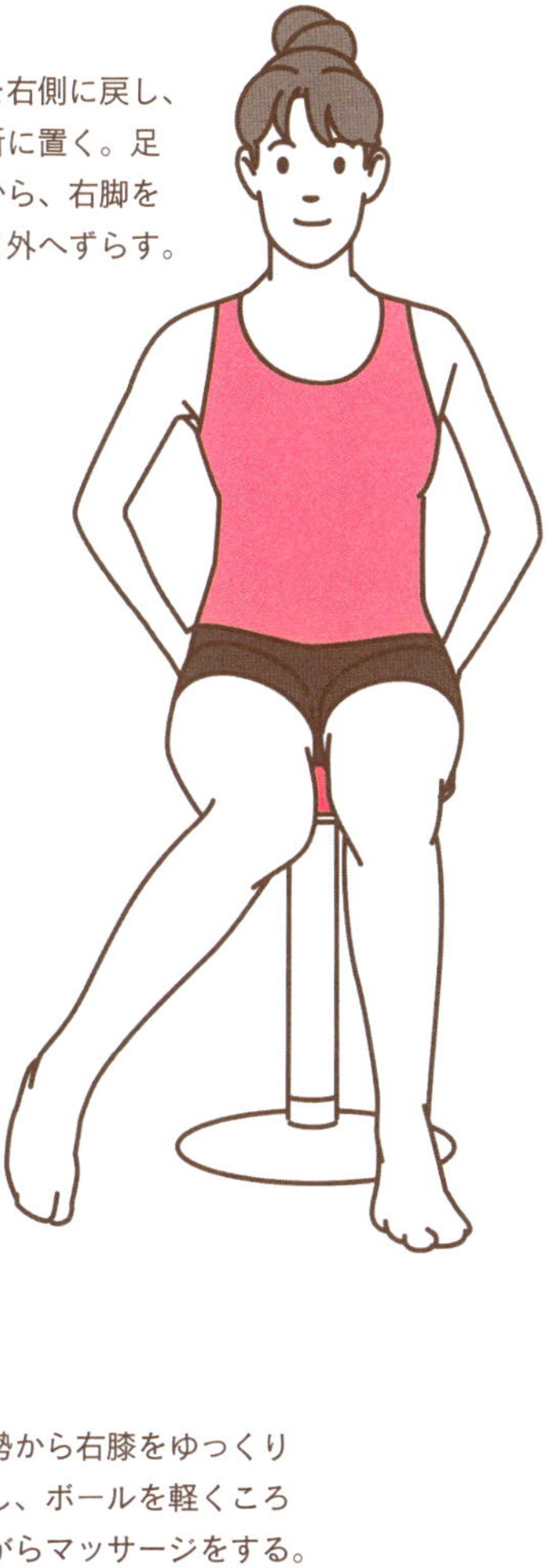

3 ふたたびボールを右側に戻し、先ほどと同じ場所に置く。足をそろえた状態から、右脚を右側へ1歩分ほど外へずらす。

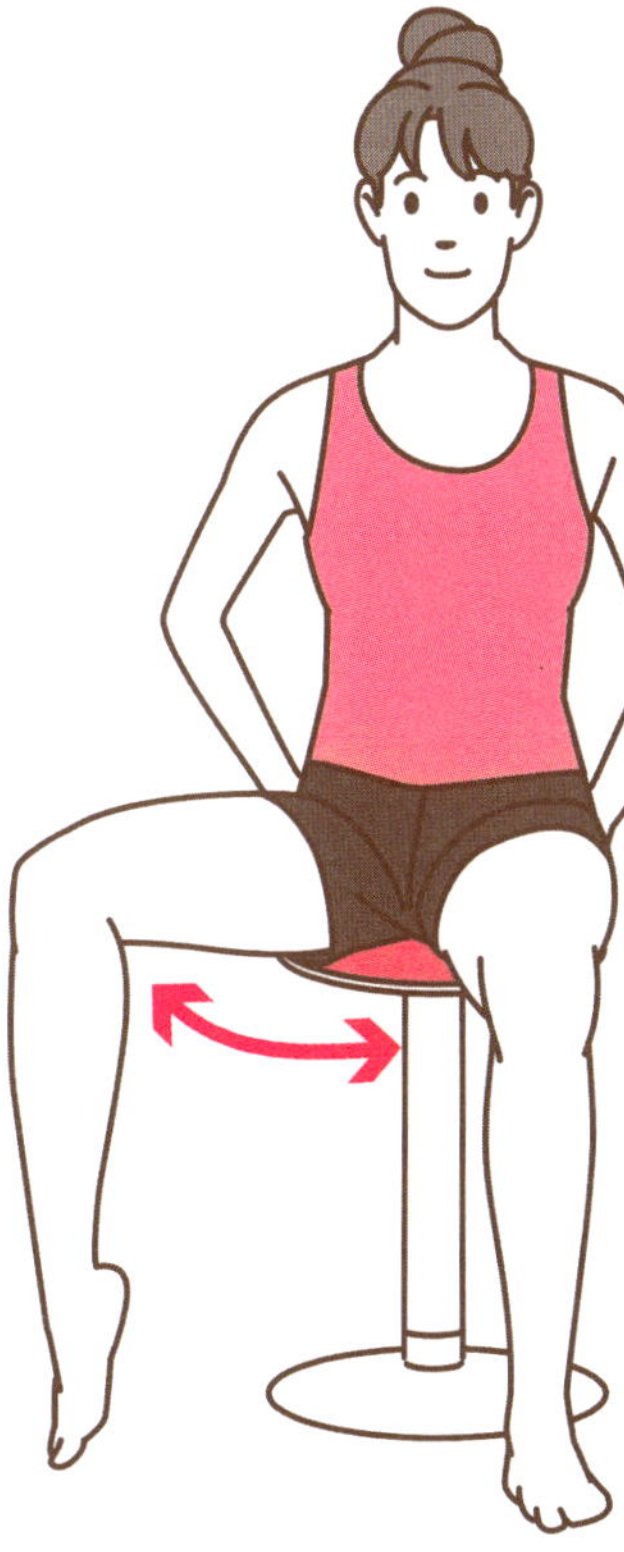

4 3の姿勢から右膝をゆっくりと開閉し、ボールを軽くころがしながらマッサージをする。右膝の開閉を10回ほど行う。ボールを左側に置き直して、同様に行う。

筋膜マッサージと一緒に行いたいヨガ①
猫のポーズ

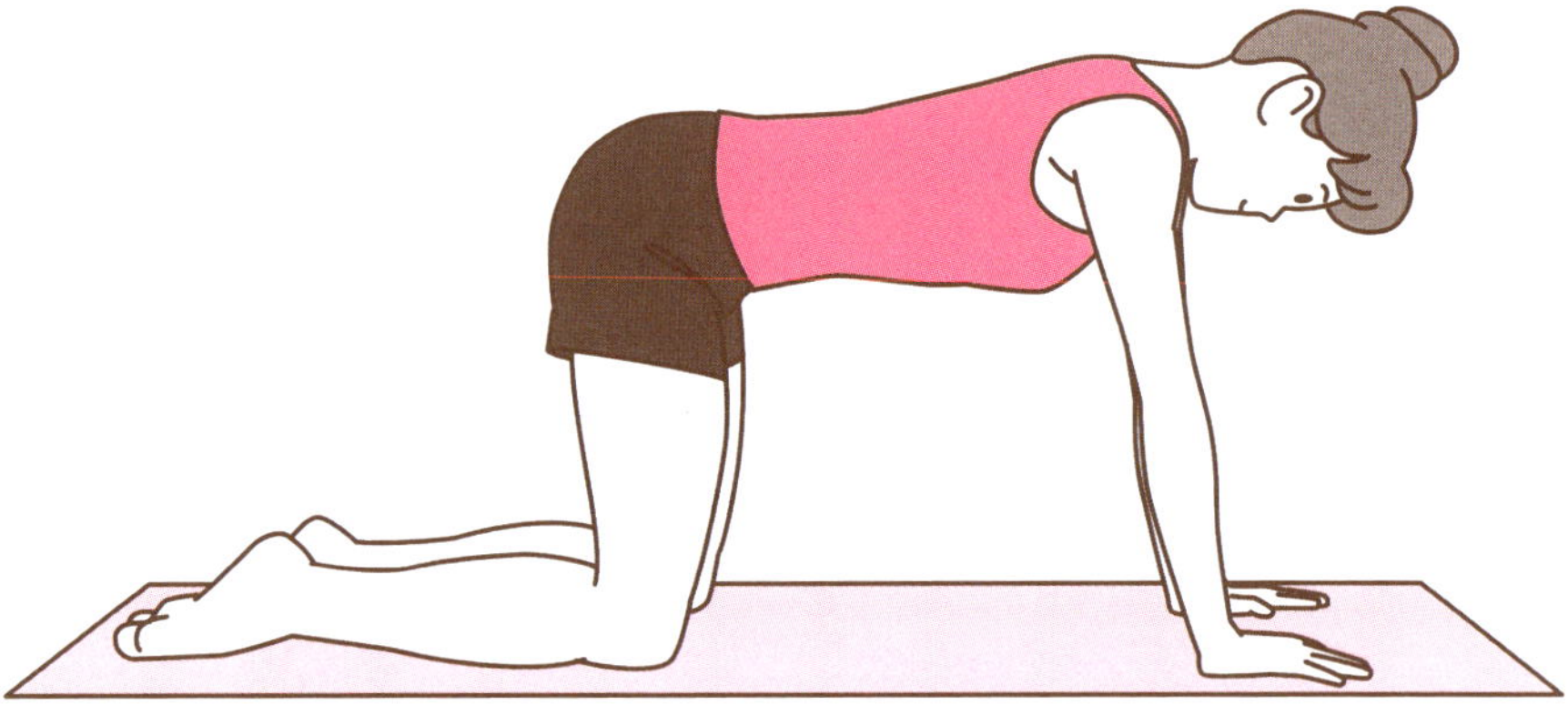

1 両膝を床に垂直に立てて、両手と両脚ともに肩幅に開いて四つんばいになる。

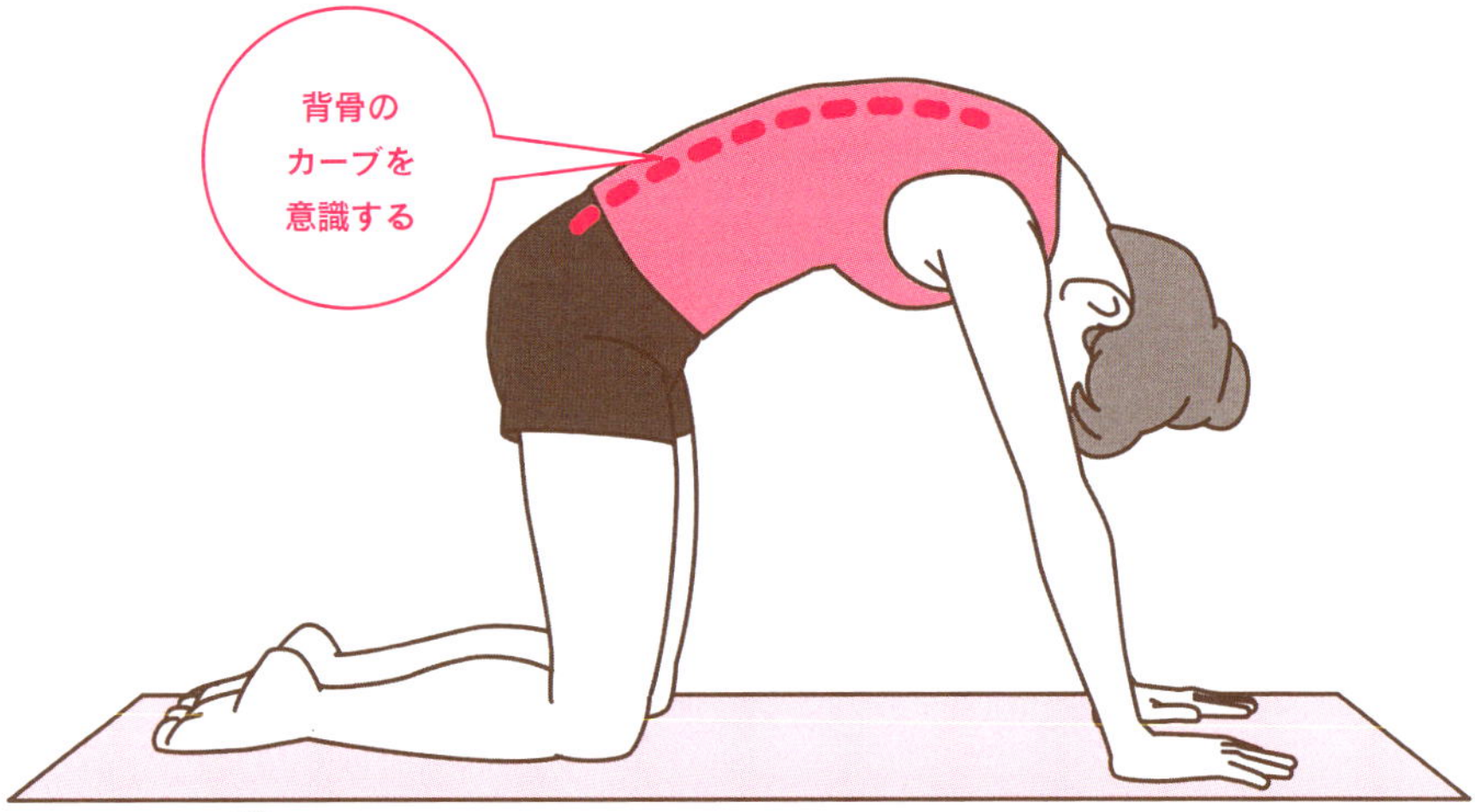

2 息を吐きながら、ゆっくりと背中を丸めていく。肘はまっすぐ伸ばし、肩甲骨も大きく開く。目線はおへそに固定する。その状態を15秒間キープする。

筋膜マッサージの前後にヨガのポーズをとり入れれば、下半身の血流がアップし、マッサージ効果もグッと高まります。猫のポーズは、背骨の１つひとつを動かすつもりで行って。

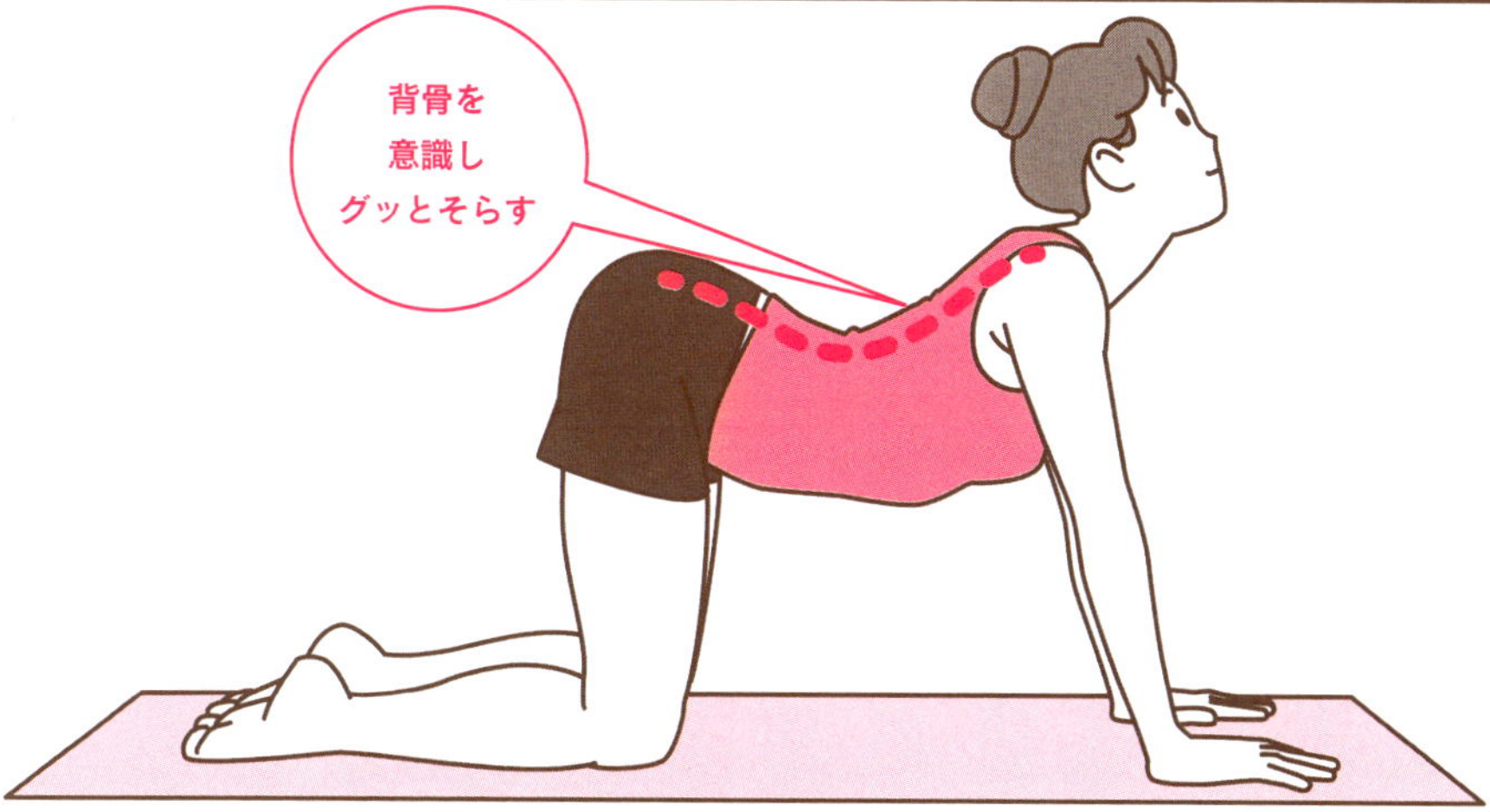

3　息を吸いながら、尾骨と頭を持ち上げ、背骨をそらす。その状態を 15 秒間キープする。

4　2、3 を５回交互に繰り返す。

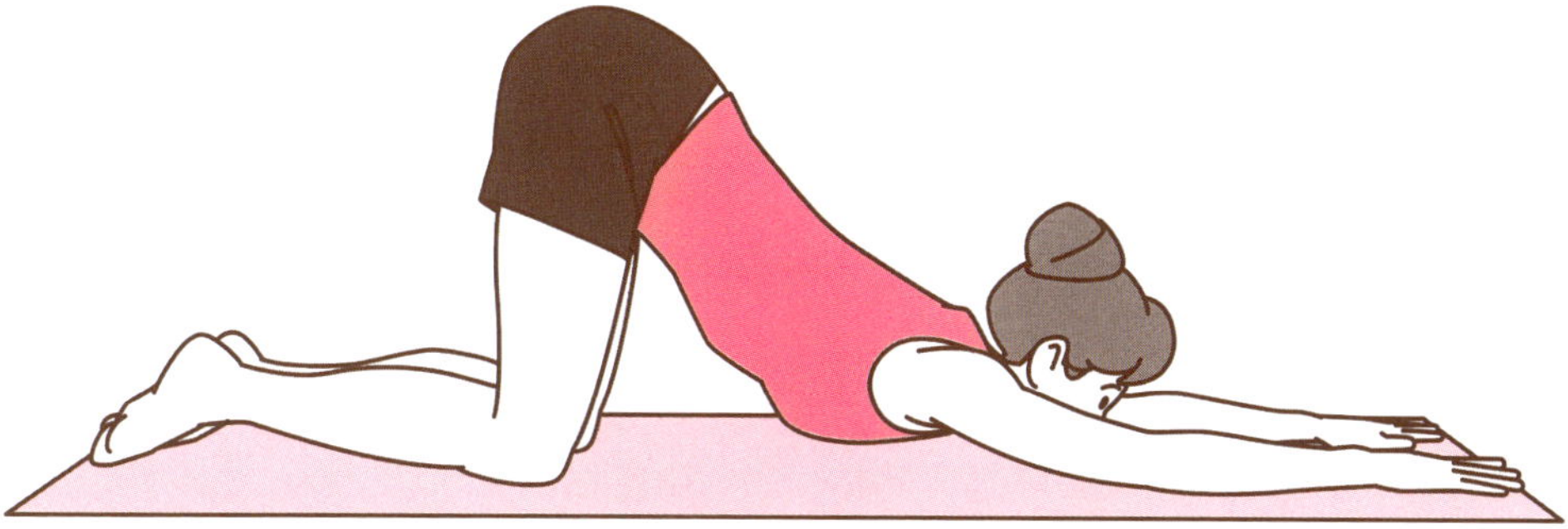

5　あごを床につけるイメージで、上半身を前方へすべらせていき、背中から腰にかけての筋肉をしっかり伸ばす。この姿勢を 30 秒間キープする。

筋膜マッサージと一緒に行いたいヨガ②
吉祥のポーズ

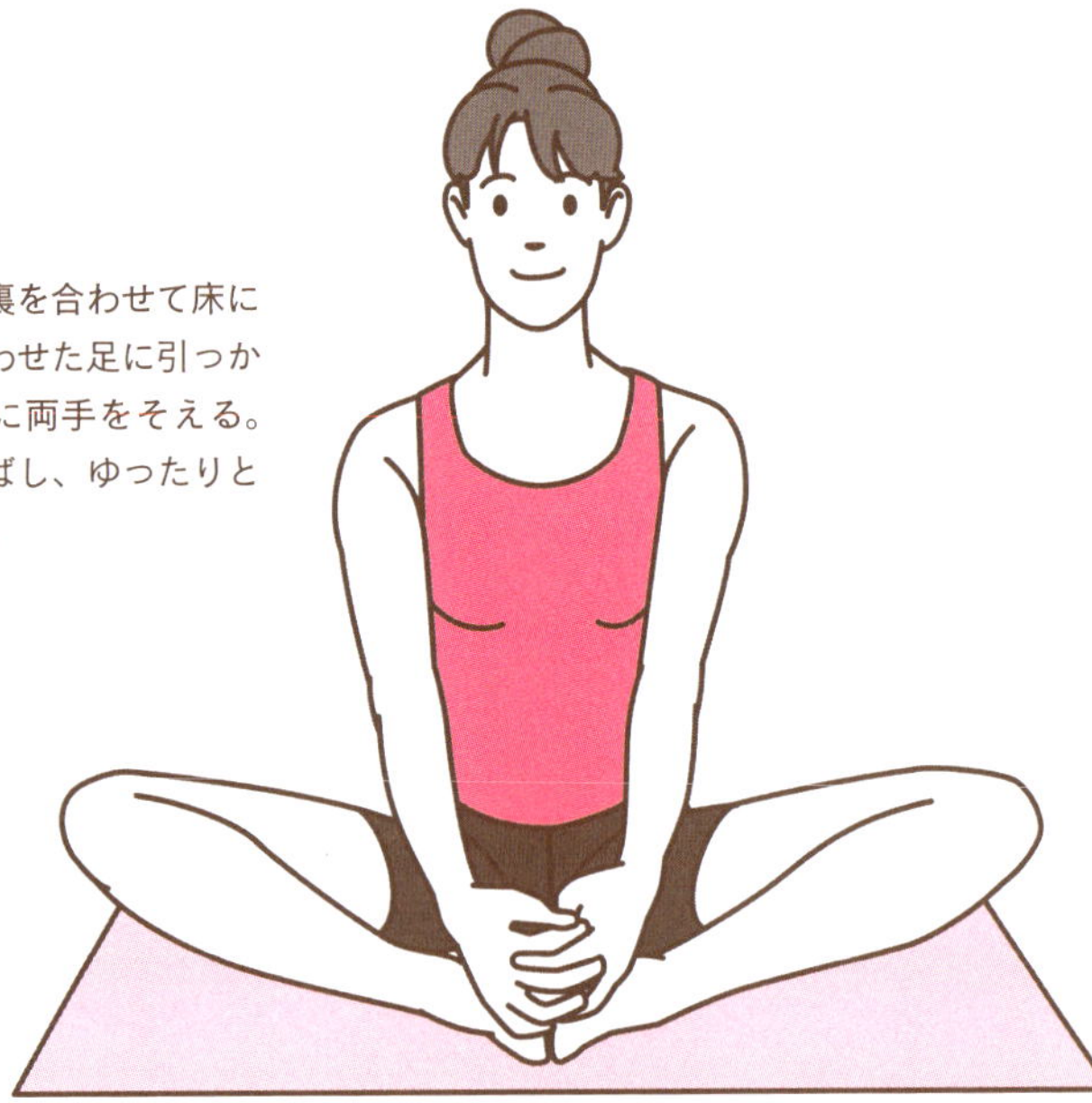

1 両足の足裏を合わせて床に座る。合わせた足に引っかけるように両手をそえる。背筋を伸ばし、ゆったりと呼吸する。

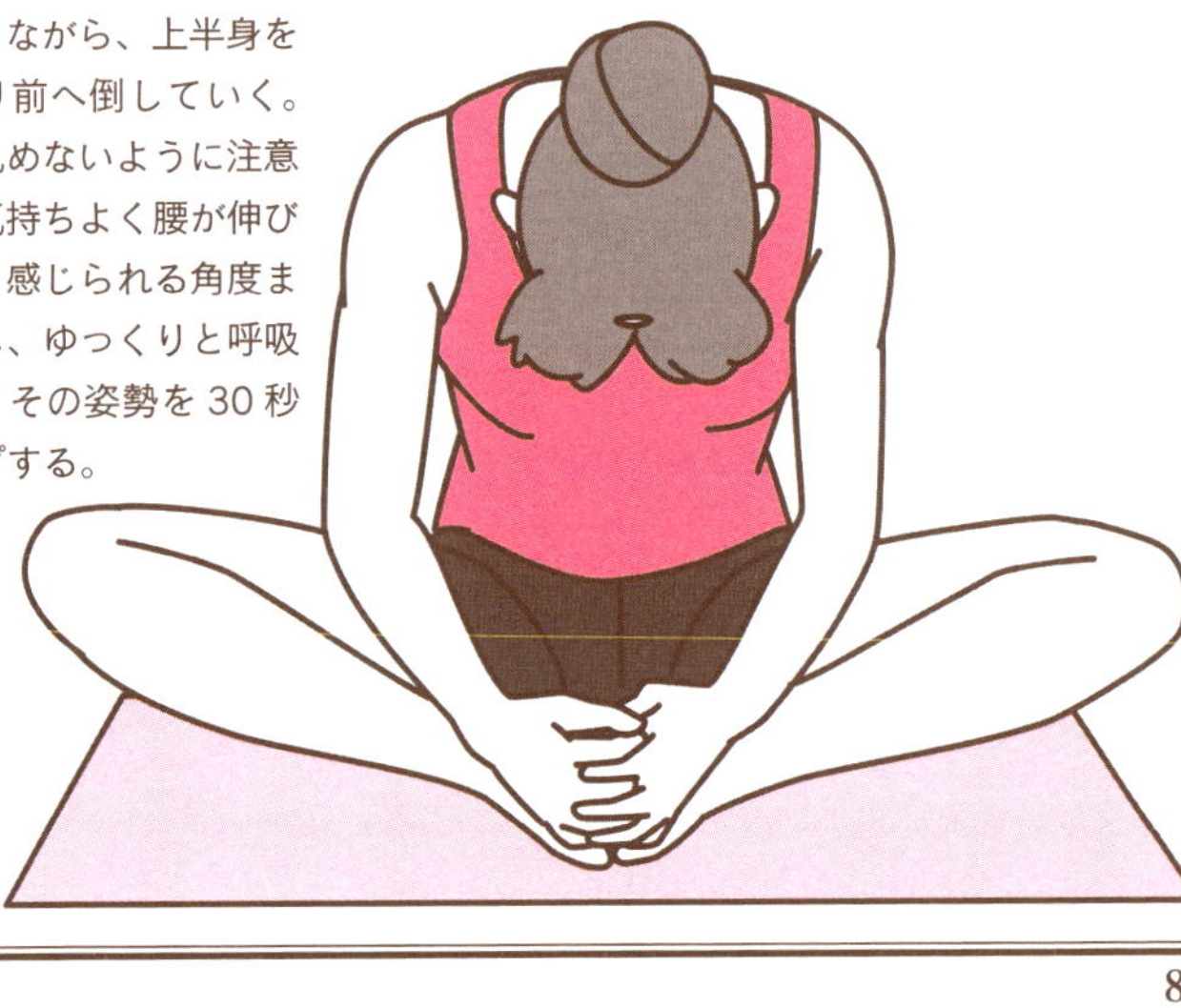

2 息を吐きながら、上半身をゆっくり前へ倒していく。背中を丸めないように注意して、気持ちよく腰が伸びていると感じられる角度まで前屈し、ゆっくりと呼吸をする。その姿勢を 30 秒間キープする。

股関節の硬さはお尻部分への血流を妨げてお尻の筋膜をゆがませる原因になります。両足の足裏を合わせて座ったときに膝が床から大きく浮く側の股関節のほうが硬いので、そちら側をより意識するようにしましょう。

3 できるところまで前屈した状態のまま、両手を軽くグーに握って、腰をやさしく叩いてほぐす。

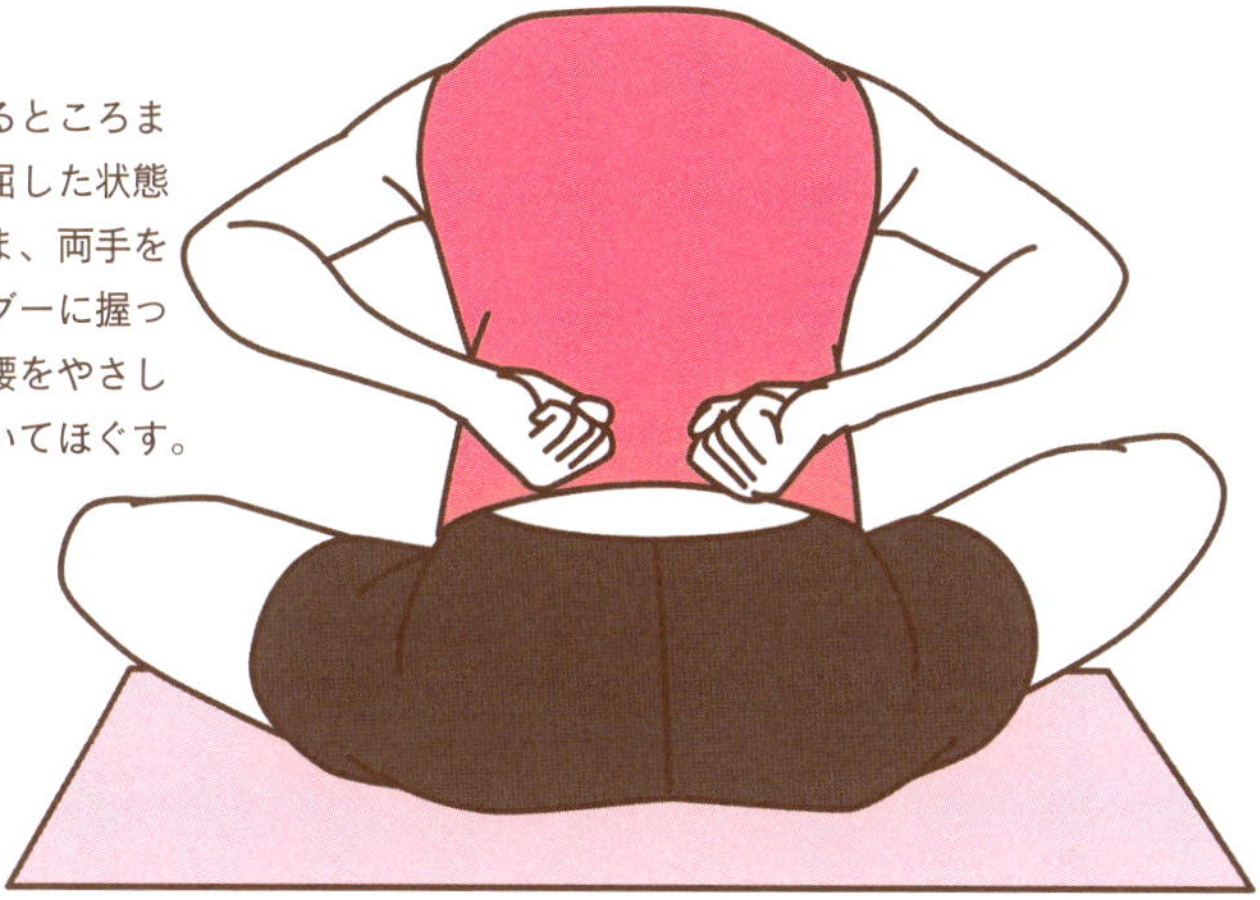

横から見ると

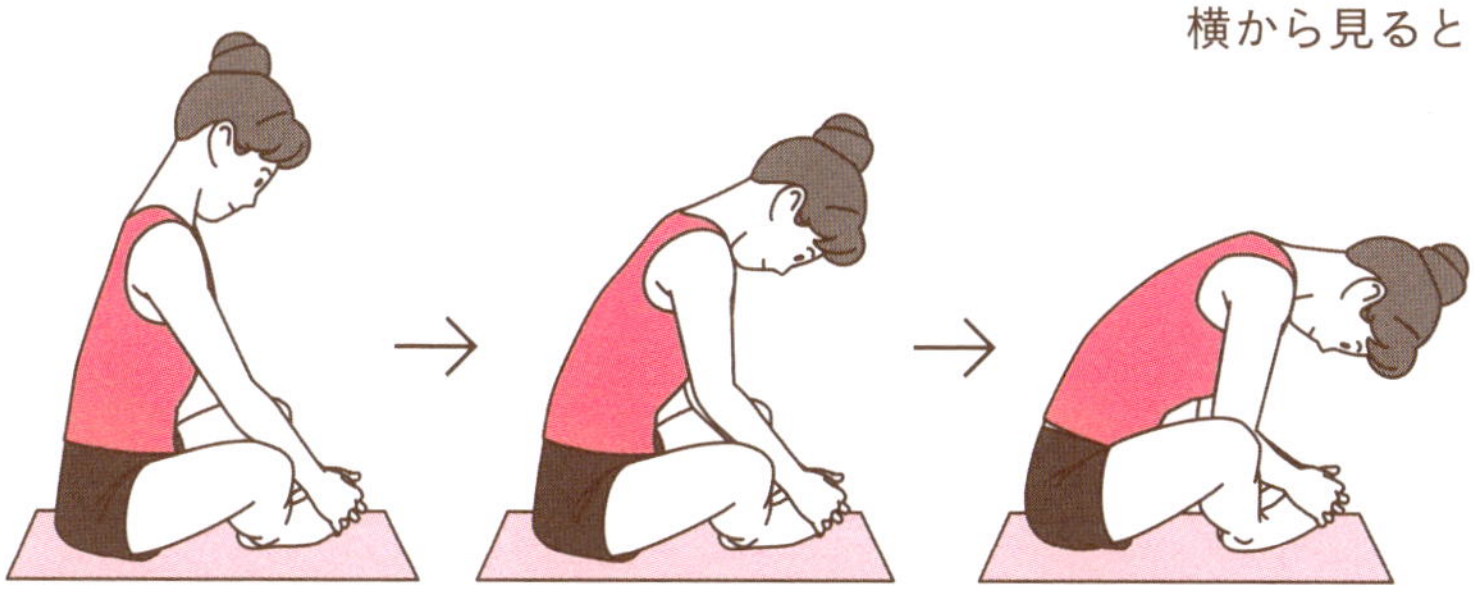

筋膜マッサージと一緒に行いたいヨガ③
鋤《すき》のポーズ

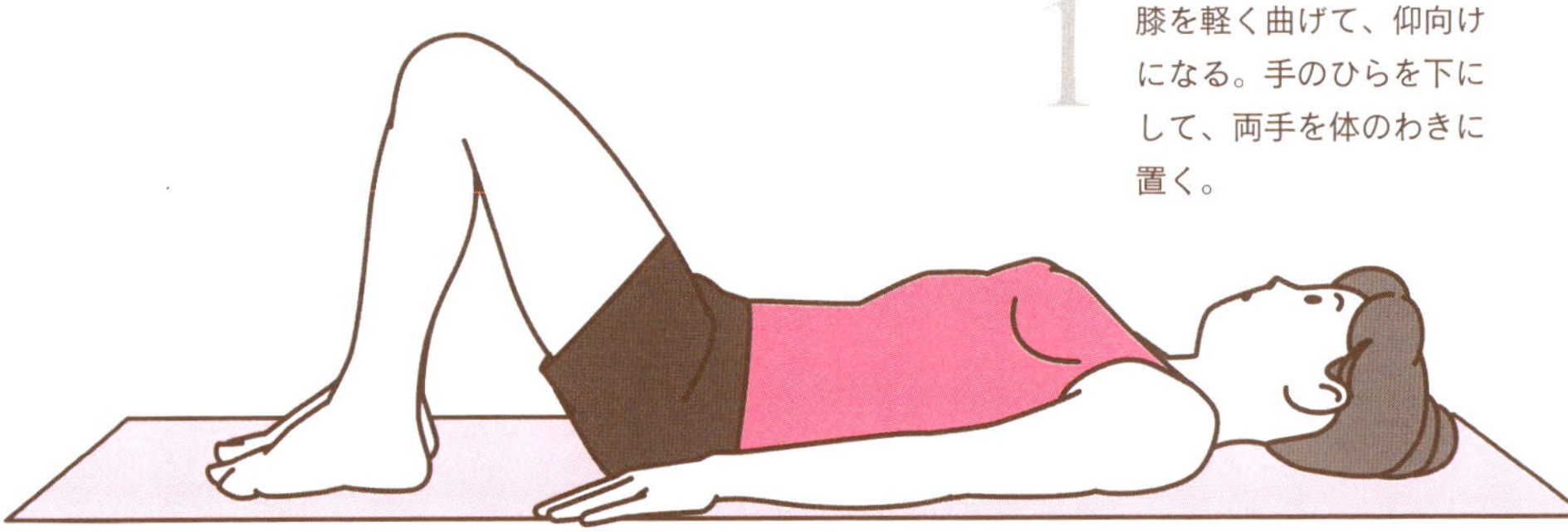

1 膝を軽く曲げて、仰向けになる。手のひらを下にして、両手を体のわきに置く。

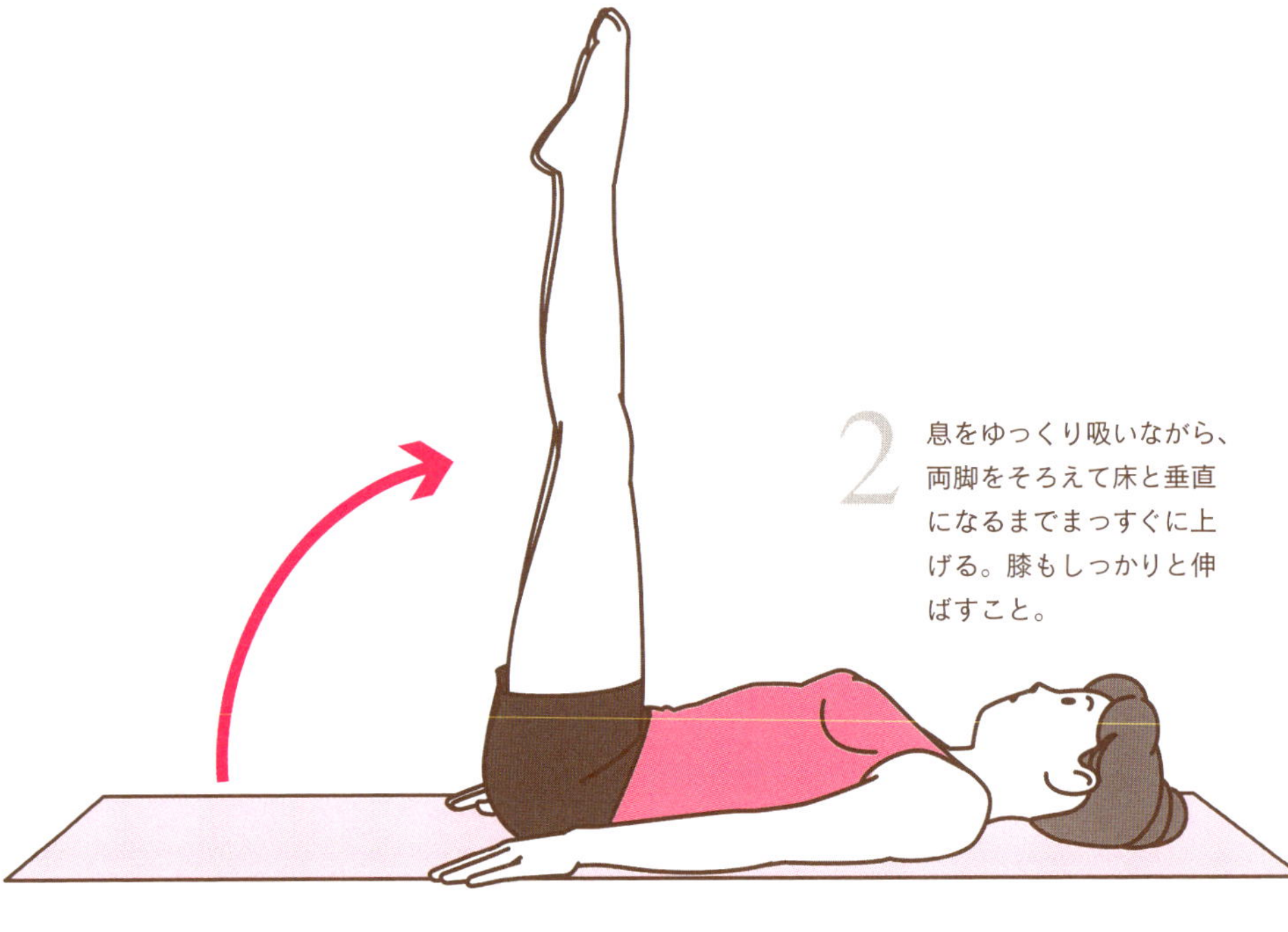

2 息をゆっくり吸いながら、両脚をそろえて床と垂直になるまでまっすぐに上げる。膝もしっかりと伸ばすこと。

下半身を持ち上げることで、老廃物や疲労物質がなくなってスッキリ。このヨガを終えると、腰の重さがなくなりラクになります。首を動かすと危険なので顔は真上を向けたままの状態をキープして。
※首に痛みがある方は、このヨガは避けましょう。

3 2の状態から手を腰にあてて、お尻を床から持ち上げる。息をゆっくり吐きながら、呼吸に合わせて、脚を頭のほうへ無理のないところまでもっていく。この姿勢を30秒間キープする。

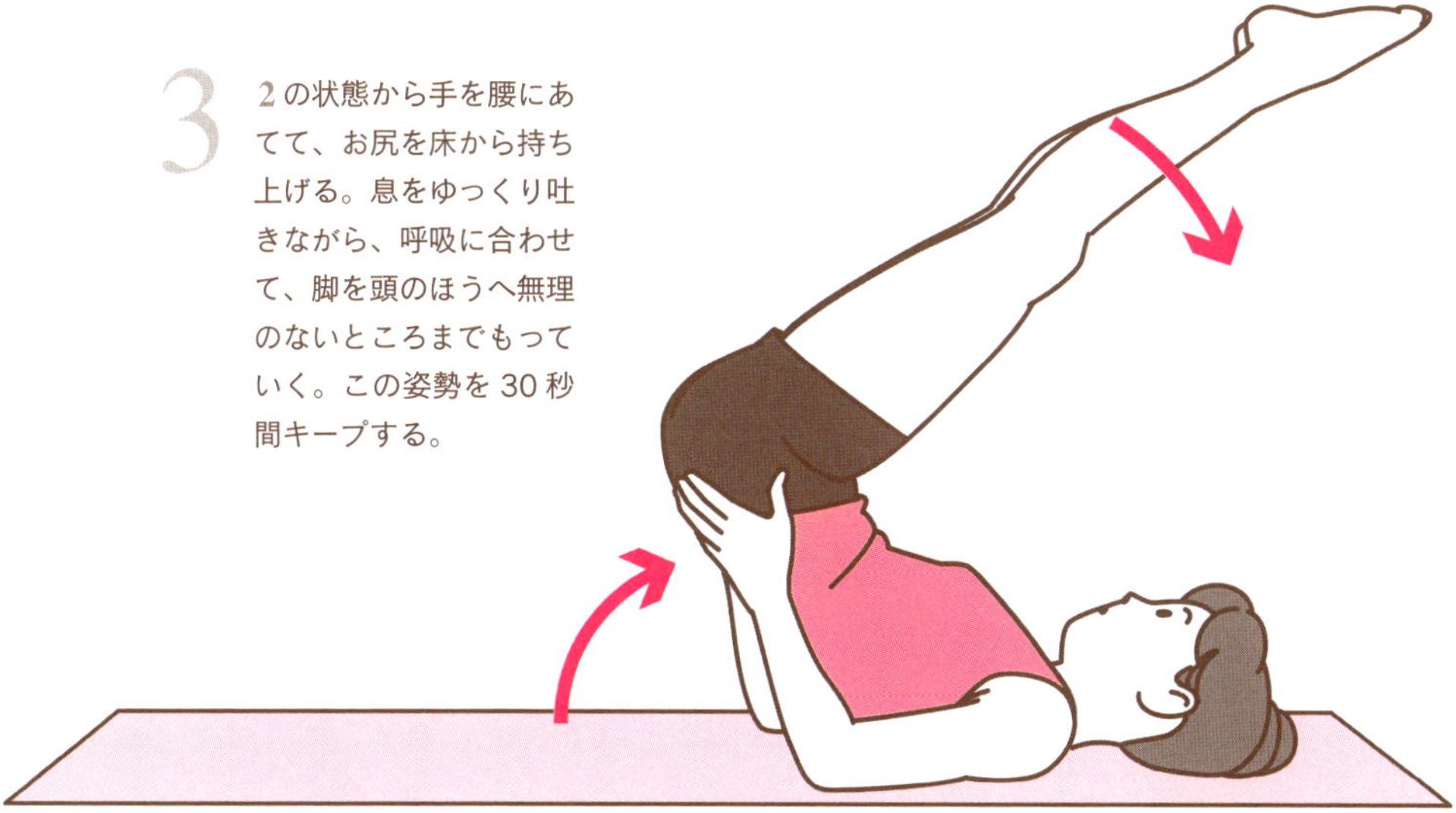

4 慣れてきて、さらに曲げられるようになったら、体と脚がほぼ水平になるくらいを目指す。つま先は床につかなくてもよい。ポーズが決まったら、ゆったりした呼吸を行う。

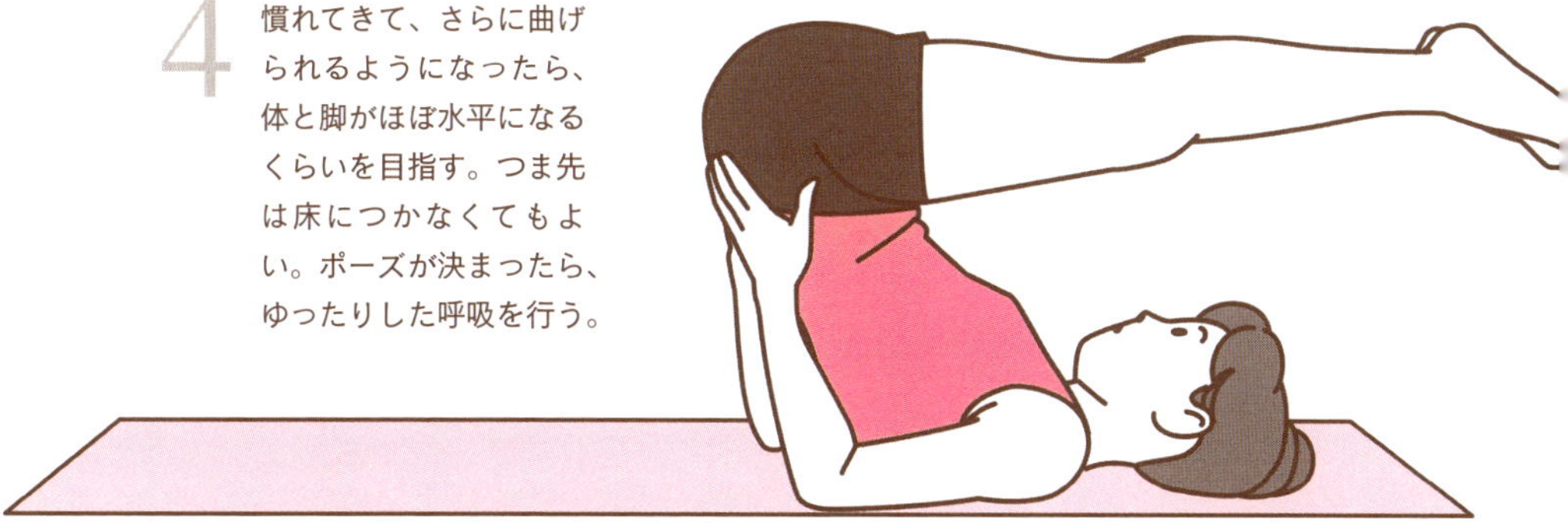

腸脛靭帯と太ももの筋膜の癒着をとるマッサージ

マッサージポイント

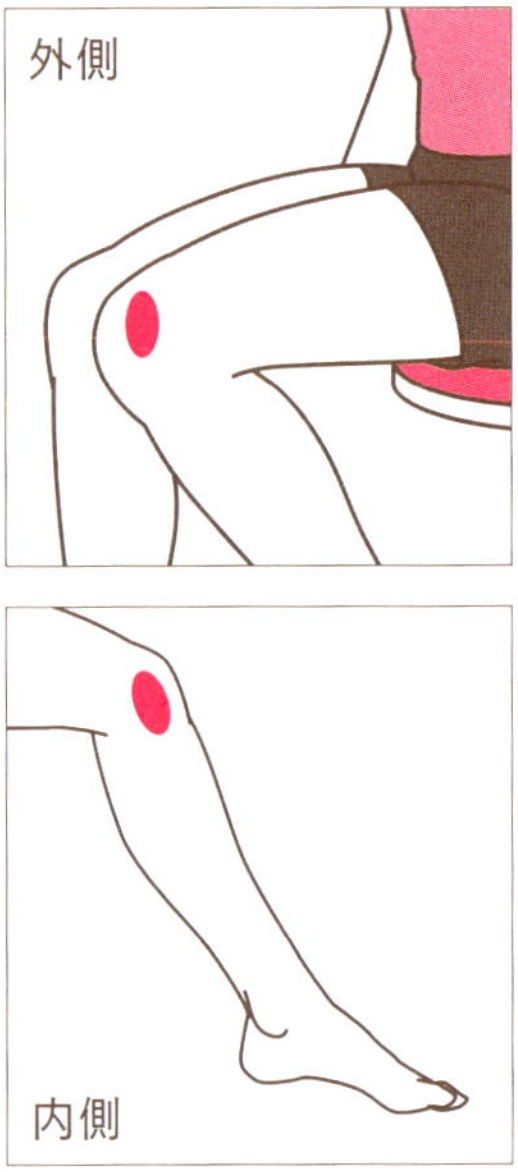

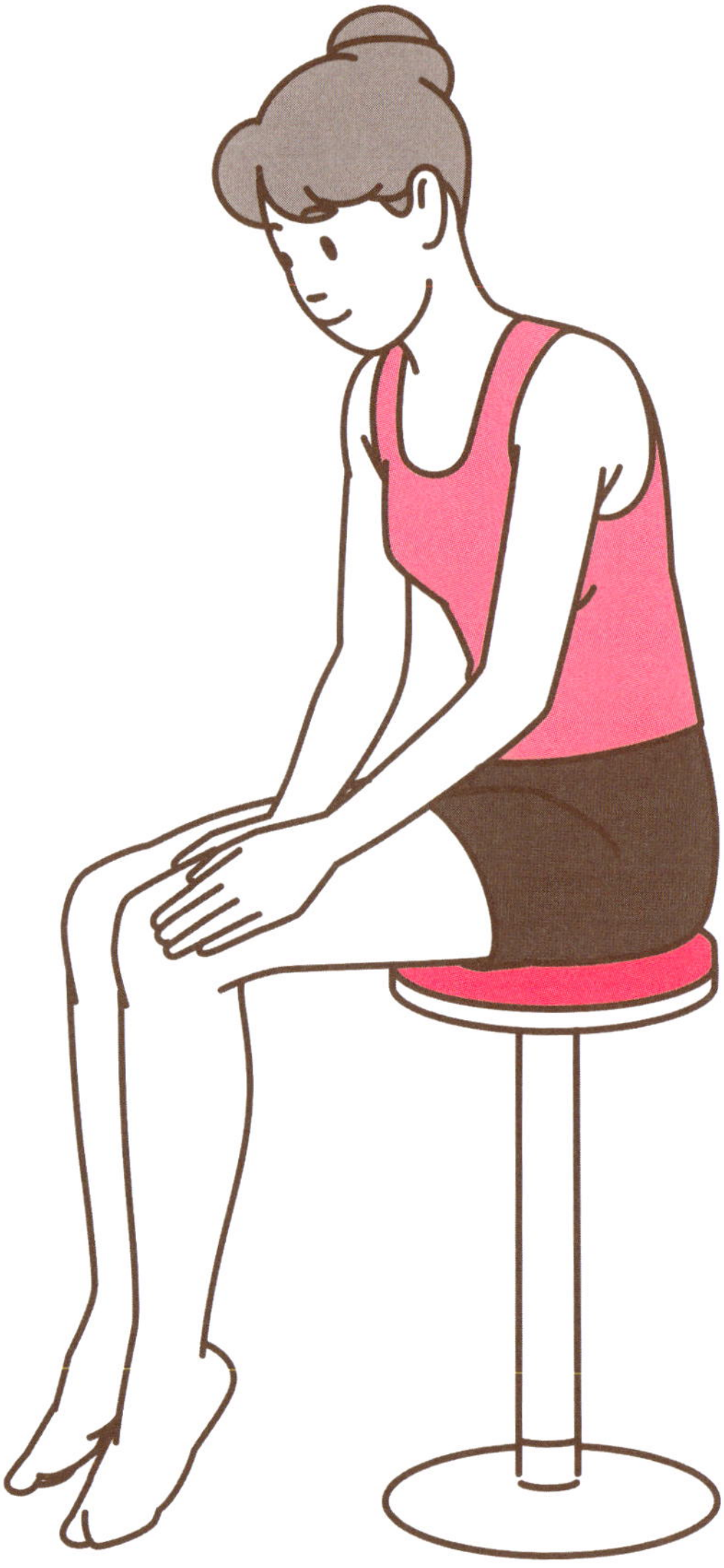

1 膝のお皿を包むように両手を膝の内側と外側にそえる。このとき、脚の外側と内側にあるマッサージポイントをまんべんなく押さえる。

膝の外側の腸脛靭帯の緊張をほぐしながら、同時に内側の太もものこわばりもゆるめるマッサージです。膝痛の大本の原因、中臀筋のマッサージ（74 ～ 79 ページ）と合わせて行いましょう。

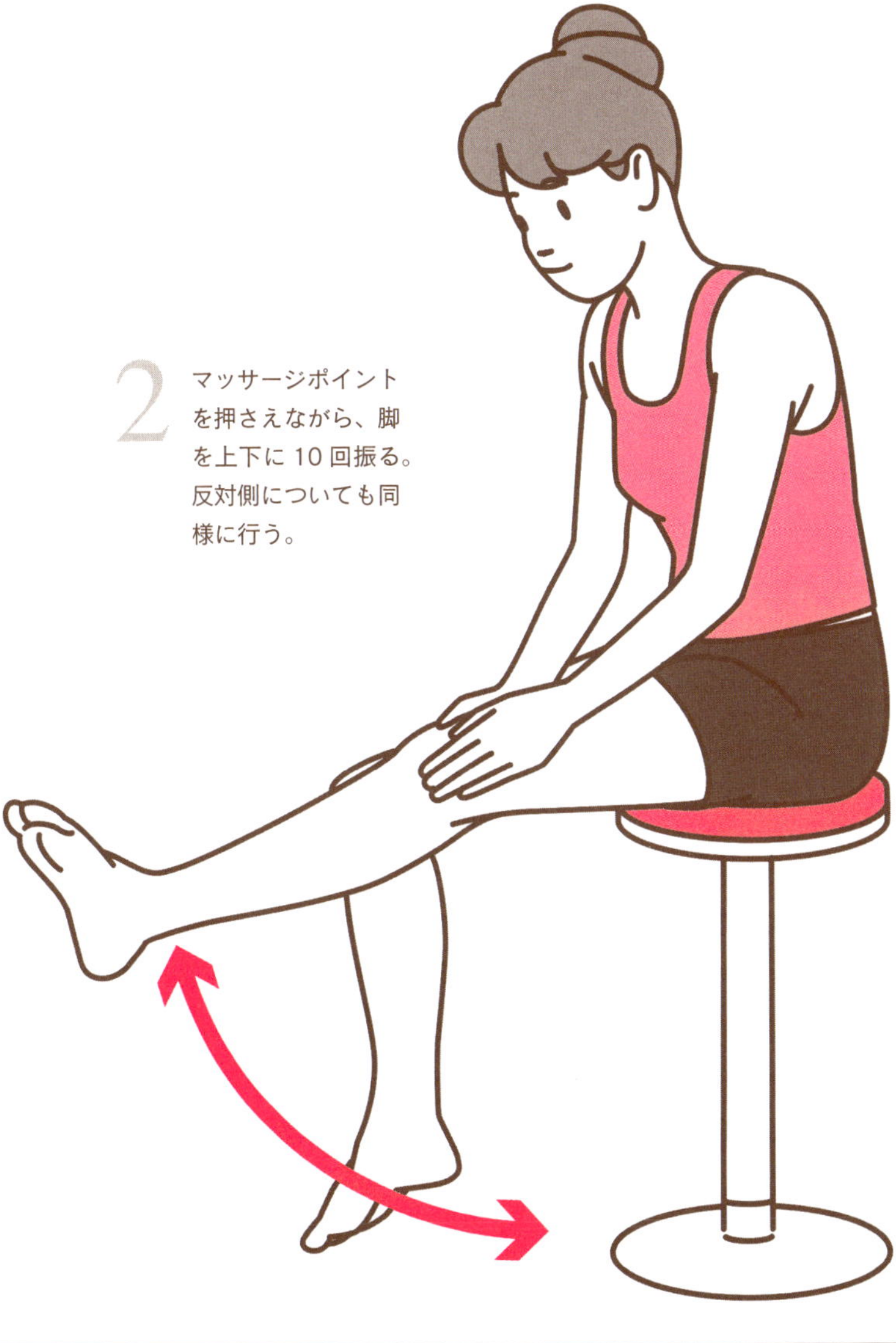

2 マッサージポイントを押さえながら、脚を上下に 10 回振る。反対側についても同様に行う。

膝のお皿付近の筋膜の癒着をとるマッサージ

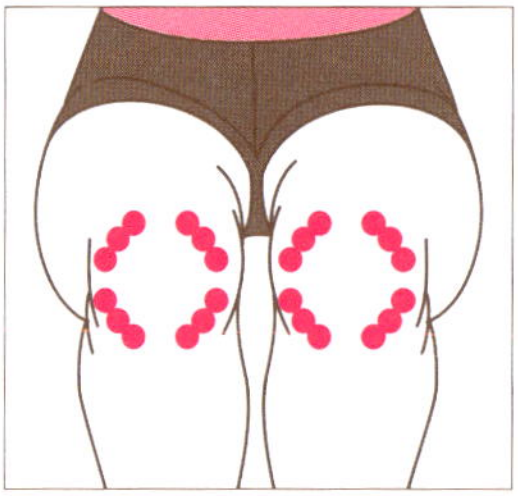

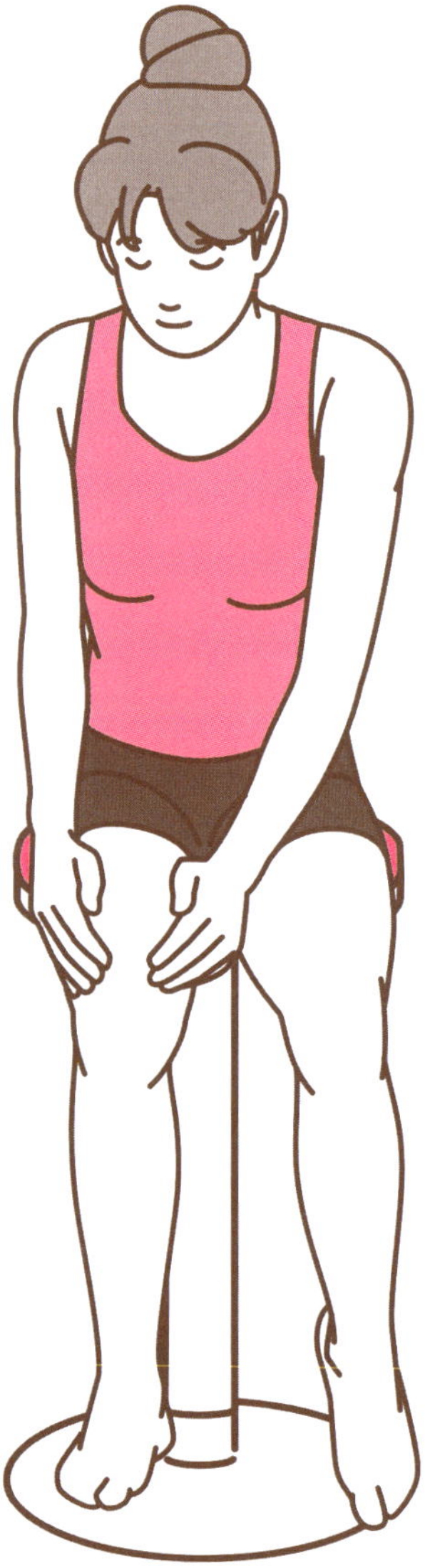

1 膝のお皿の上部のマッサージポイントを親指以外の指で押さえる。

膝関節には絶えず大きな負荷がかかっています。お皿のまわりをマッサージして血流を高めるケアをしましょう。膝痛の治療だけでなく、予防にもなります。マッサージ後は膝関節の違和感が軽減されているはず。

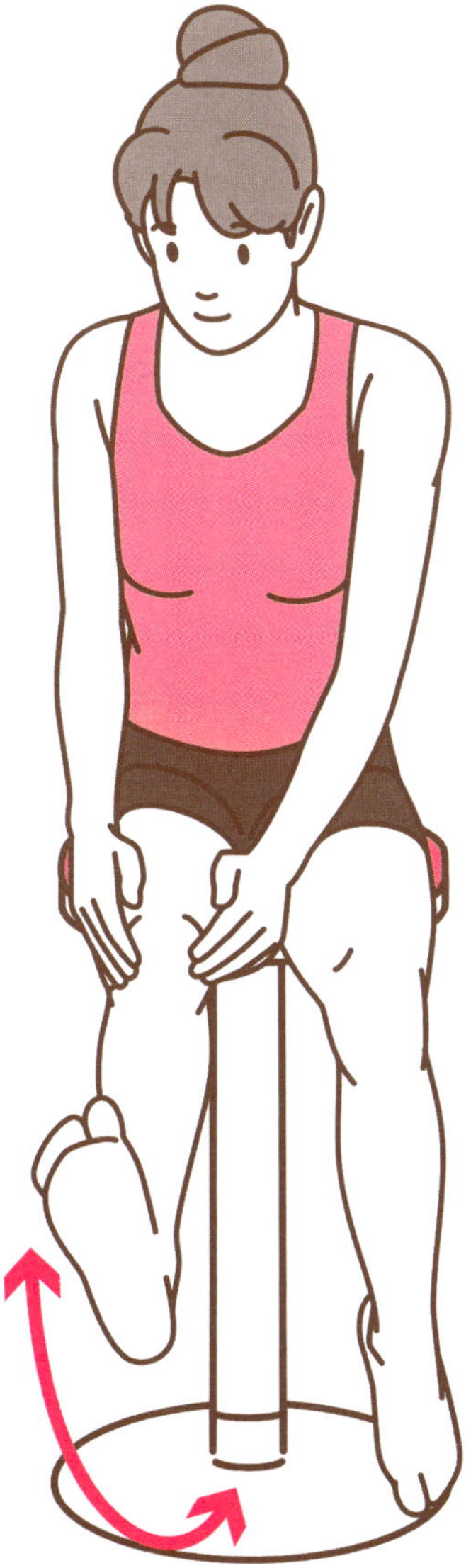

2 マッサージポイントを両手で押さえたまま、脚を上下に10回振る。下部のマッサージポイントも同様に押さえ、脚を上下に10回振る。反対側についても同様に行う。

膝裏を伸ばすエクササイズ

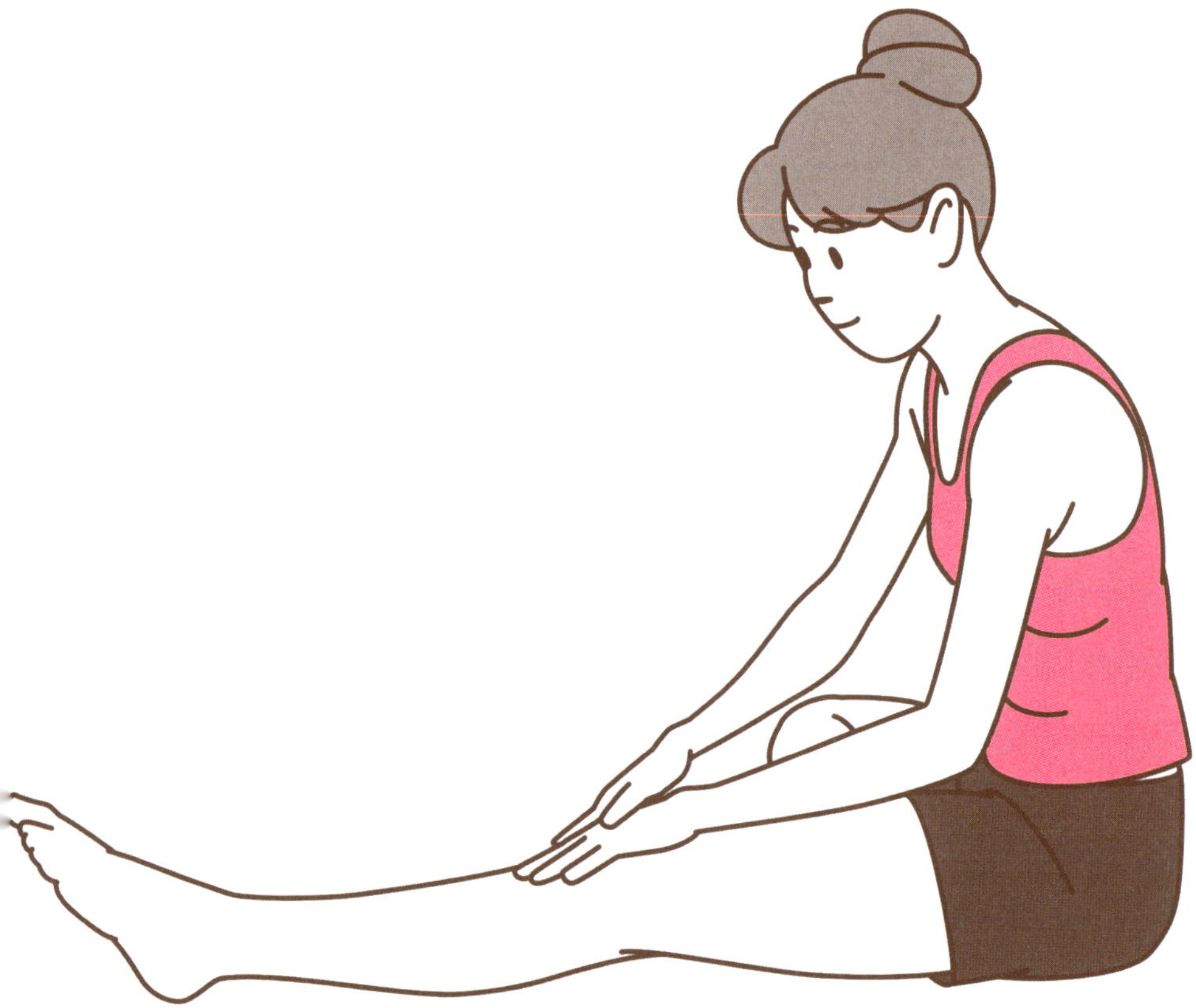

1 右脚の膝を曲げ、左脚を伸ばした体勢で座る。

ふだんあまり伸ばしきる機会の少ない膝の筋肉をしっかり伸ばしましょう。膝の内部のこわばりがゆるみ、膝の可動域も増して、膝痛も和らぎます。筋膜マッサージの前後にやるとマッサージ効果が高まります。

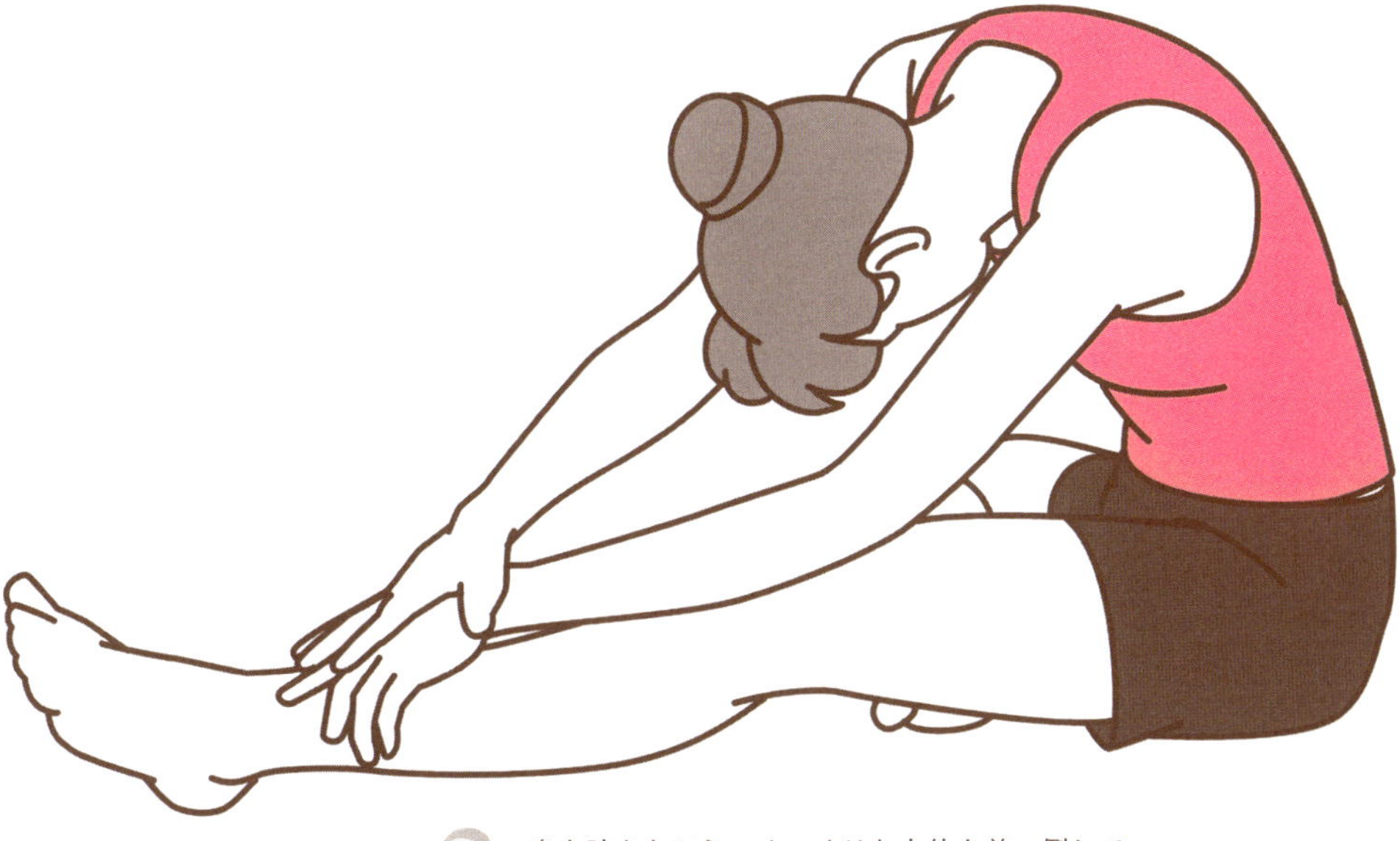

2　息を吐きながら、ゆっくりと上体を前へ倒していく。できる限り上体を倒したらその状態を３分間キープする。膝が上がらないように気をつけること。反対側についても同様に行う。

おわりに

筋膜リセットでうまく筋肉と筋膜をほぐすことはできましたか。

筋膜リセットは画期的なマッサージ法ですが、続けなければ効果は期待できません。継続するとどんなにいいことが起こるのか――。長年のつらい痛みやコリが軽減され、あるいは、すっかり消えたときのことを想像してみましょう。

肩こりや腰痛がなければ、体がラクになり、頭の回転もよくなって仕事の効率が上がります。敬遠していた手先を使う趣味も始められるでしょう。膝に不安がなくなれば、好きな場所へもっと気楽に出かけられるようになります。旅行だって楽しめるようになるでしょう。

痛むからと尻込みし、あきらめていたさまざまなことが、筋膜リセットを継続することによってできるようになる可能性が大いにあるのです。

あなたの日々の生活を、そして人生をより快適に、より明るく輝かせるために、筋膜リセットをぜひ、継続していってください。

I・P・F研究所主宰　磯﨑文雄